Nicolas Larue

Préparation centralisée des anticancéreux injectables

Nicolas Larue

Préparation centralisée des anticancéreux injectables

Cadre réglementaire et perspectives d'évolution d'une activité hospitalière

Presses Académiques Francophones

Impressum / Mentions légales
Bibliografische Information der Deutschen Nationalbibliothek: Die Deutsche Nationalbibliothek verzeichnet diese Publikation in der Deutschen Nationalbibliografie; detaillierte bibliografische Daten sind im Internet über http://dnb.d-nb.de abrufbar.

Information bibliographique publiée par la Deutsche Nationalbibliothek: La Deutsche Nationalbibliothek inscrit cette publication à la Deutsche Nationalbibliografie; des données bibliographiques détaillées sont disponibles sur internet à l'adresse http://dnb.d-nb.de.

Coverbild / Photo de couverture: www.ingimage.com

Verlag / Editeur:
Presses Académiques Francophones
ist ein Imprint der / est une marque déposée de
AV Akademikerverlag GmbH & Co. KG
Heinrich-Böcking-Str. 6-8, 66121 Saarbrücken, Deutschland / Allemagne
Email: info@presses-academiques.com

Herstellung: siehe letzte Seite /
Impression: voir la dernière page
ISBN: 978-3-8381-7681-9

A Annaïse

REMERCIEMENTS

Aux membres du jury de thèse pour le diplôme de docteur en pharmacie

Pr M. DOLY
Dr G. BEAUJON
Dr R. CHEVRIER
Dr D. LALLE
Dr M. JOUANNET
Dr V. SAUTOU

****

A mes amis et collègues

L'équipe de l'UPCO du CLCC de Jean Perrin à Clermont-ferrand
L'équipe du secteur dispensation du CHU Gabriel Montpied
à Clermont-ferrand
L'équipe de la PDMS du CHU Haut Lévêque à Bordeaux

****

A mes amis

Cécile et Guillaume, Sandrine et Philip, Sophie et Alexandre, Camille et
Xavier, Félicie et Florian, Marion, Vincent et tant d'autres

****

A ma famille et à mes proches

Mes parents
Ma sœur Othalia
Ma grand-mère Huguette
Ma compagne Audrey

Sommaire

2

3

4

Liste des abréviations

AFSSAPS Agence Française de Sécurité Sanitaire des Produits de Santé

AMM Autorisation de mise sur le marché

ARH Agence régionale de l'hospitalisation

ARS Agence régionale de santé

BPF Bonnes pratiques de fabrication

BPP Bonnes Pratiques de Préparation

BPPH Bonnes pratiques de pharmacie hospitalière

CBU Contrat de Bon Usage

CHSCT Comité d'hygiène, de sécurité et des conditions de travail

CHU Centre Hospitalier Universitaire

CME Commission médicale d'établissement

CNIMH Centre national hospitalier d'information sur le médicament

COMEDIMS Commission du médicament et des dispositifs médicaux stériles

COMEX Commission exécutive (ARH)

CPOM Contrat pluriannuels d'objectif et de moyens

CSP Code de santé publique

CSS Code de sécurité sociale

CT Code du travail

DGS direction générale de la santé

DHOS Direction de l'hospitalisation et de l'organisation des soins

DRASS Direction régionale des affaires sanitaires et sociales

EPP Evaluation des pratiques professionnelles

ETP Equivalent Temps Plein

FES Facturable En Sus

GCS Groupement de coopération sanitaire

GHS Groupe homogène de séjour

HAD Hospitalisation à domicile

HAS Haute Autorité de Santé

HEPA Haute Efficacité pour les Particules de l'Air

ICC Indice de contact anticancéreux

INCa Institut national contre le cancer

ISO International Organization for Standardization (Organisation Internationale de Normalisation)

LAP Logiciel d'aide à la prescription

LFSS Loi de financement de la sécurité sociale

OMEDIT Observatoire des Médicaments, des Dispositifs médicaux et des Innovations Thérapeutiques

PMSI Programme de médicalisation des systèmes d'information

PSC Poste de sécurité cytotoxique

PSM Poste de sécurité microbiologique

PTT Protocole thérapeutique temporaire

PUI Pharmacie à usage intérieur

RBPP Référentiel de bonnes pratiques de préparation

RBPPH Référentiel de bonnes pratiques de pharmacie hospitalières

RBU Référentiel de bon usage du médicament

RCP Résumé des Caractéristiques du Produit

RCP Réunion de concertation pluridisciplinaire

SFPC Société Française de Pharmacie Clinique

SFPO Société Française de Pharmacie oncologique

SROS Schéma régional d'organisation des soins

T2A Tarification A l'Activité

UCD unité de commune de dispensation

UFC Unité formant colonie

ZAC Zone à Atmosphère Contrôlée

Glossaire

Isolateur Système clos stérile qui n'échange pas d'air non filtré ou de contaminants avec l'environnement adjacent. Il réalise une barrière physique étanche entre la préparation, le manipulateur et l'environnement.

PSM II Poste de Sécurité Microbiologique de type II. Enceinte à atmosphère contrôlée permettant une entrée et une sortie d'air avec filtration, une protection du produit manipulé par la création d'une barrière immatérielle entre le manipulateur et la manipulation, une protection du manipulateur et une protection de l'environnement.

T2A La Tarification à l'Activité (T2A) est un mode de financement des établissements de santé français issu de la réforme hospitalière du plan Hôpital 2007. Elle vise à médicaliser le financement tout en équilibrant l'allocation des ressources financières, tout en responsabilisant les acteurs de santé. Elle a pour finalité essentielle de lier le financement des établissements de santé à l'activité réellement produite.

Introduction

Depuis quelques années la chimiothérapie anticancéreuse connaît un développement considérable grâce à un diagnostic plus précoce de certains cancers, à une meilleure maîtrise des protocoles, à la prévention de certains effets indésirables et à la découverte de molécules innovantes. Face à cette augmentation de l'activité, les effets constatés lors de la manipulation de ces substances hautement réactives ont été largement décrits. Aussi la préparation des anticancéreux constitue un enjeu de santé publique à la fois en terme de protection du personnel, de l'environnement et de la sécurité du patient, par la qualité de la préparation administrée.

D'autres notions plus générales à l'ensemble du monde de la santé sont à prendre en compte dans le développement de cette activité, notamment la notion de traçabilité, qui permet de sécuriser le circuit du médicament, rendu possible notamment grâce à l'outil informatique, et la notion économique, qui découle de la découverte de molécules innovantes mais coûteuses. Ces notions sont à l'origine de la mise en place d'une réglementation qui ne cesse d'évoluer, et d'harmoniser les pratiques et les recommandations concernant le matériel, les dispositifs, les locaux, les compétences utilisés au sein des unités de préparation centralisée des anticancéreux sur l'ensemble du territoire. Une partie des textes qui s'appliquent à l'activité de préparation des anticancéreux, est commune à l'ensemble des activités de la pharmacie à usage intérieur.

Cependant la réglementation concernant la pharmacie à usage intérieur n'étant pas suffisante, il a fallu mettre au point une réglementation spécifique supplémentaire. Cette réglementation spécifique fut en grande partie élaborée grâce au concours de groupes de travail constitués de professionnels. En élaborant des recommandations basées sur des études scientifiquement validées, il fut possible de fournir aux professionnels des documents de travail nécessaires à leur activité. Ces différents groupes, instituts, sociétés savantes, continuent d'émettre des recommandations dont certaines deviendront des exigences opposables.

Ainsi cette réglementation tend toujours vers plus de qualité, et oblige les unités de préparation centralisée à se mettre régulièrement aux normes, et en conformité avec les exigences opposables.

Il est alors intéressant en partant de l'état actuel de la réglementation, et grâce à une connaissance des recommandations récentes, d'estimer les perspectives possibles d'évolution de l'activité de préparation centralisée de produits anticancéreux injectables.

On entend par exigences opposables, les textes de base représentant les obligations que le responsable de l'unité de préparation est tenu de respecter. Les exigences opposables sont de nature différente tant sur le plan de leur source que sur celui de leur élaboration. Dans un premier temps nous nous intéresserons aux sources de ces textes. Dans un second temps nous nous intéresserons au principe de constitution des textes, puis au mécanisme conduisant à les rendre opposables. Enfin nous nous intéresserons aux motivations générales de leur mise en place, et à leurs enjeux afin de mieux comprendre quels en sont les facteurs d'évolution.

I. Généralités sur les exigences opposables de l'activité de préparation centralisée dans l'environnement hospitalier

I-1. Sources d'exigences relatives à l'activité de préparation centralisée des anticancéreux injectables

Les exigences opposables sont constituées d'une part par les dispositions législatives et réglementaires ainsi que les dispositions contractuelles. Les dispositions contractuelles sont négociées entre les instances de santé et les établissements de santé. Les exigences opposables sont constituées d'autre part, par les référentiels de bonnes pratiques, et les recommandations émises par des instances de santé qui sont rendus opposables par les textes législatifs, réglementaires et contractuels.

I-1-1. Dispositions législatives et réglementaires

Les différents codes en vigueur rassemblent des lois, décrets, et arrêtés autour d'un même domaine juridique.

Ainsi les sources de droit concernant l'activité de préparation centralisée de produits anticancéreux en pharmacie à usage intérieur sont :

-Le Code de Santé Publique

-Le Code de Sécurité Sociale

-Le Code du travail

Les codes distinguent des parties LO (lois organiques), et L (lois), regroupées dans la partie législative, et R (décret en Conseil d'Etat) et D (décret simple), qui sont regroupées dans la partie réglementaire.

Il peut également être prévu une partie en A (arrêtés).

Les travaux d'actualisation des codes ont lieu régulièrement afin d'intégrer les textes récents parus au Journal Officiel de la république.

I-1-2. <u>Référentiels et recommandations</u>

Ces dispositions législatives et réglementaires s'appuient sur des référentiels et recommandations qui sont des documents de travail scientifiquement élaborés et validés par les autorités de santé compétentes. Il s'agit donc de référentiels et de recommandations opposables. Les recommandations sont émises ponctuellement, alors que les référentiels regroupent un ensemble de recommandations qui ont été élaborées selon un même principe, et qui ont pour vocation d'encadrer un domaine d'activité spécifique.

Il s'agit notamment des référentiels :

-De Bonnes Pratiques de Préparation

-De Bonnes Pratiques de Pharmacie Hospitalière

-Les Référentiels de Bon Usage (RBU) élaborés par l'Instance Nationale contre le Cancer (INCa)

-Des référentiels de bon usage des médicaments élaborés par des réseaux régionaux

Ainsi que des recommandations :

-Recommandations émises par l'HAS dans le cadre de la certification

-Recommandations émises par l'AFSSAPS, ou l'INCa, et d'autres autorités de santé.

Ces référentiels et recommandations sont les principales sources d'information des exigences opposables, ils représentent les documents de travail des praticiens.

I-1-3. <u>Dispositions contractuelles</u>

Les établissements de santé, concernant l'activité de préparation centralisée mais aussi l'ensemble des activités hébergées, sont liés à différentes instances de santé publique par certains contrats qui tiennent compte des problématiques et de la politique de santé menée sur le terrain, ainsi que la maîtrise des dépenses de santé. Les deux principales dispositions contractuelles qui vont avoir un impact important sur l'activité de préparation des anticancéreux sont d'une part le Contrat de Bon Usage des Médicaments, Produits et Prestations (CBUMPP), d'autre part le Contrat pluriannuel d'objectifs et de moyens (CPOM).

I-2. <u>Enjeux et principe d'adoption des exigences opposables</u>

Nous avons vu précédemment trois types d'exigences opposables du point de vue de leurs sources ; les textes législatifs et réglementaires, les textes contractuels, puis les référentiels et recommandations.

Les textes législatifs et réglementaires appartiennent au domaine juridique, leur constitution et surtout leur adoption relève d'un processus d'adoption par voie parlementaire. Les textes contractuels sont négociés au sein d'un secteur particulier, en l'occurrence le secteur hospitalier. Quant aux référentiels et recommandations, ils sont élaborés et validés selon des méthodes déterminées par les autorités de santé.

I-2-1. <u>Les dispositions législatives et réglementaires</u>

A) <u>Enjeux d'un projet de loi ou de décret, ou d'une proposition de loi</u>

La loi, ou les textes réglementaires (décret, arrêté) ont toujours pour objectif de résoudre une problématique relative à la pratique professionnelle, ou d'appliquer une volonté politique de santé publique. Concernant l'amélioration des pratiques professionnelles, citons la décision du directeur de l'AFSSAPS valant arrêté, fixant l'application du référentiel de bonnes pratiques de préparation. Citons d'autre part les décrets concernant le contrat de bon usage du médicament des produits et prestations, les lois concernant la certification, ou encore les lois relatives au contrat pluriannuel d'objectif et de moyens qui ont une volonté politique de santé publique pour origine. Celle-ci est souvent déterminée au niveau européen, et parfois au niveau du gouvernement ou des parlementaires en contact avec le monde de la santé. Ces dernières touchent l'activité de préparation centralisée et plus largement l'ensemble des activités hospitalières. Elles sont conçues dans le respect de règles juridiques de fond (rapport au contenu) et de procédures (impliquant le respect des règles juridiques en vigueur) ainsi que des principes de bonne rédaction.

Citons par exemple la loi n°2009-879 du 21 juillet 2009 ou loi hôpital patient santé territoire qui apporte beaucoup de précisions sur les moyens à mettre en place dans le cadre de l'amélioration de la qualité, de la sécurité du circuit du médicament, et le respect de bonnes pratiques professionnelles. Avant qu'elle soit discutée au parlement, comme toutes loi elle fit l'objet d'un projet de loi. Le projet de loi devait être élaboré selon un processus classique. Après analyse du droit existant, une réflexion devait être menée sur l'utilité de la « réglementation », grâce à une étude qui consistait d'abord en une description de la situation (existence de textes non opposables, de procédures etc), des problèmes à résoudre (manque d'homogénéité dans certaines pratiques, sécurisation du circuit du médicament, assurance qualité, contrôles en fin de fabrication etc), des objectifs poursuivis (amélioration de la qualité, traçabilité sécuriser le circuit du médicament, maîtrise des coûts), ceci à partir de données précises de tous ordres ainsi que les solutions recherchées et les avantages et inconvénients respectifs des différentes options envisageables pour les mettre en œuvre.

Venait ensuite une étape de présentation de deux ou trois options possibles pour atteindre l'objectif autres qu'un texte de loi, l'option «réglementaire» étant une option parmi les autres instruments d'actions publiques mais aussi la négociation conduisant à un texte contractuel, l'adoption de normes ou la mise en place de mécanismes de certification.

La proposition de loi était ensuite accompagnée d'un exposé des motifs dont l'élaboration est détaillée dans la partie suivante.

B) <u>Principe d'adoption de la loi (Annexe n°3)</u>

Rappelons qu'un projet de loi émane du gouvernement alors qu'une proposition de loi émane des parlementaires. Le texte lorsqu'il est soumis à la lecture puis au vote des parlementaires n'est pas définitif, et subit encore de nombreuses modifications, ou peut simplement être rejeté ce qui fut le cas de la loi n°2009-879 en première lecture.

L'examen du texte au cours de plusieurs lectures par chacune des chambres permet souvent d'améliorer le texte, soit en corrigeant des points techniques, soit en proposant des mesures supplémentaires par voie d'amendement. Après les annonces faites par le gouvernement, les médias tels qu'internet via les sites web des différentes instances de santé, les communiqués de presses des syndicats, les associations de professionnels, ou encore les revues de la presse écrite spécialisée, donnent aux professionnels la possibilité et le temps d'analyser le contenu des textes à paraître.

Enfin vient la promulgation qui est l'acte par lequel le chef de l'Etat atteste de l'existence de la loi et donne l'ordre aux autorités publiques d'observer et de faire observer cette loi. En application de l'article 10 de la Constitution, la promulgation de la loi définitivement adoptée doit intervenir dans le délai de quinze jours qui suit la transmission du texte au Gouvernement.

C) **Principe d'adoption des dispositions réglementaires**

En 2005 le décret n°2005-1023 du 24 août est le texte fondateur du CBU. Citons à cet effet les articles D162-1 à D162-9 du CSS, qui mentionnent l'obligation d'adhérer au CBU pour les établissements de santé devant bénéficier du financement par l'assurance maladie dans le cadre de la T2A.

Ainsi ce décret fut promulgué par le premier ministre qui dispose en vertu de l'article 21 de la Constitution du pouvoir d'exécution des lois et sous réserve de l'article 13, du pouvoir réglementaire. Le premier ministre peut réglementer par voie de décrets. Dès l'adoption définitive de la loi n°2005-1579 du 19 décembre 2005 par le Parlement, le secrétariat général du Gouvernement saisissait le ministère en charge de la santé et lui demandait la liste des décrets d'application nécessaires et le calendrier prévisionnel de leur intervention. Le calendrier prévisionnel ne doit, en principe, pas comporter de délais d'adoption supérieurs à six mois.

Les décrets simples, c'est-à-dire ne nécessitant ni consultation du Conseil d'État, ni délibération du conseil des ministres, sont élaborés suivant un processus comprenant les étapes suivantes, à intégrer dans un calendrier prévisionnel :

1. Mise au point du projet au sein du ministère

2. Consultation des ministères appelés à le contresigner ou dont l'avis peut se révéler utile par exemple le ministère en charge du travail pour les dispositions concernant la protection du personnel exposé aux produits anticancéreux

3. Consultation des autorités de santé compétentes (DHOS, DGS,

17

AFSSAPS etc), dont l'avis est requis ou souhaité : ces consultations ne peuvent en aucun cas être engagées avant que le texte du projet ait fait l'objet d'un accord entre les ministères intéressés

4. Choix du texte définitif

5. Envoi du texte au contreseing des ministres

6. Envoi du texte à la signature (ou au contreseing) du Premier ministre.

Concernant le décret relatif au CBU, le conseil d'état devait valider ce texte avant la signature du premier ministre.

C-(a) <u>Généralités sur les arrêtés (Annexe n°4)</u>

Les décisions réglementaires des ministres prennent la forme d'arrêtés, qu'ils signent eux-mêmes ou qui sont signés par des fonctionnaires ou agents ayant reçu délégation à cet effet. Les ministres ne sont compétents pour prendre des mesures réglementaires qu'en vertu de textes, le plus souvent des décrets, leur ayant donné cette compétence explicitement et pour un objet clairement délimité. En effet, les ministres ne disposent pas, de manière générale, du pouvoir réglementaire dont le titulaire de droit commun est le Premier ministre.

Le contenu de ces arrêtés est mis au point par le ministre en collaboration avec les services et instances compétentes.

C-(b) <u>Généralités sur les circulaires</u>

La circulaire n'a par elle-même aucune incidence juridique : une « circulaire » n'a ni plus ni moins de valeur qu'une « note de service ».

Il ne s'agit donc pas d'une exigence opposable mais elle a pour but d'adapter au service des dispositions réglementaires ou législatives. La rédaction et la présentation des circulaires doivent faire l'objet d'une attention particulière pour tenir compte de ces différentes contraintes.

I-2-2. Dispositions contractuelles

A) CBUMPP : enjeux et principe d'adoption

A-(a) Enjeux du CBUMPP

Au début des années 2000, les dépenses de médicaments onéreux à l'hôpital ont connu une croissance annuelle largement supérieure à 15%, pesant sur le déficit de l'assurance maladie. C'est en 2004 que fut adopté par le vote de la loi de financement de la sécurité sociale pour l'année 2005 le texte instituant la création au niveau régional du contrat de bon usage des médicaments, produits et prestations de santé. A travers le CBUMPP, la principale volonté du législateur était de maîtriser les dépenses de santé dont une part de plus en plus importante était due aux médicaments onéreux. Avant l'entrée en vigueur de la loi instituant le CBU, peu d'outils de maîtrise médicalisée de la prescription existaient. Depuis 2005 avec le CBUMPP, ces médicaments onéreux font l'objet d'une surveillance particulière quant à la pertinence de leur indication, et l'ensemble des pratiques pharmaceutiques et médicales doivent tendre vers une amélioration de la qualité.

Ainsi ces dépenses sont remboursées en sus des prestations d'hospitalisation (hors GHS). En 2007 elles représentaient près de 40% des achats de médicaments par les établissements hospitaliers (chiffres de la

COMEX dans la publication « thèmes d'action coordonnée 2009 »).

A-(b) Principe d'adoption du CBUMPP

L'adoption du CBU s'effectue au niveau régional par négociation entre l'assurance maladie, l'agence régionale de l'hospitalisation et les établissements de santé. Cette négociation a pour base les textes législatifs et réglementaires qui définissent les lignes directrices du contrat de bon usage. Les thèmes abordés par les textes sont étudiés, et les engagements des établissements qui participeront au CBU sont discutés entre les responsables de l'assurance maladie et de l'ARH, les responsables de chacun des établissements de santé.

Il appartient aux établissements de fixer leurs calendriers et d'élaborer avec l'assurance maladie le contrat en respectant les directives fixées par la loi. Le CBU final est adapté à chaque établissement, il est conclu entre les responsables de chacun d'entre eux, et les directions respectives de l'ARH et de l'assurance maladie.

B) Le CPOM : enjeux et principe d'adoption

B-(a) Enjeux du CPOM

Le 13 janvier 1997 la circulaire DH/EO/97 n° 22 définit le CPOM. Le CPOM prend toute son importance dans le cadre de l'externalisation de la préparation centralisée et l'HAD dans le respect du Schéma Régional d'Organisation des Soins (SROS). Les établissements d'une région s'engagent auprès de l'ARH sur une période pluriannuelle à respecter des objectifs d'activité dans le cadre d'un SROS. En contre partie du respect des engagements, les établissements peuvent bénéficier d'allocations budgétaires. Le régime juridique du CPOM est défini à l'article L. 313-11 du Code de l'action sociale et des familles (CASF). La conclusion d'un CPOM n'est pas obligatoire, elle est optionnelle.

B-(b) <u>Principe d'adoption du CPOM</u>

Le contrat d'objectifs et de moyens est réalisé par les professionnels au sein de chaque établissement de santé. Les établissements font des propositions à l'ARH, par rapport à leur environnement interne et externe dans un cadre qui doit cependant rester conforme au SROS. L'établissement en définit les conditions de mise en œuvre, notamment dans le cadre du projet médical et du projet d'établissement approuvés par le conseil médical de l'établissement. Si l'ARH doit rappeler les contraintes, elle ne doit pas pour autant s'immiscer dans la gestion interne des établissements, mais seulement les conforter dans leur démarche en s'efforçant de créer et d'entretenir un véritable partenariat. Le CPOM est signé pour une durée qui varie en général entre 3 et 5 ans. Elle est déterminée en fonction du délai que se fixe l'établissement pour mettre en œuvre les engagements prévus par le contrat.

I-2-3. <u>Les référentiels</u>

A) <u>Enjeux des référentiels</u>

C'est en l'an 2000 que le premier référentiel opposable concernant l'activité de pharmacie à usage intérieur est entré en vigueur. Depuis 2007, les trois instances de santé qui ont pour mission d'élaborer des référentiels sont, l'AFSSAPS, l'HAS, et l'INCa. L'objectif des référentiels de bonnes pratiques ou de bon usage est d'harmoniser, et de préciser les pratiques acceptables grâce à des textes opposables élaborés et validés par les professionnels et dont le contenu est à la fois suffisamment précis pour laisser le moins de flou possible quant à leur application, et à la fois applicable dans les différents contextes rencontrés.

Nous verrons tout d'abord la méthodologie d'élaboration des référentiels de bon usage du médicament (RBU) qui font partie des principaux documents de travail du pharmacien pour la validation des prescriptions, puis dans un second temps nous verrons le processus d'élaboration des référentiels de bonnes pratiques de préparation (RBPP), et de pharmacie hospitalière (RBPPH).

B) Elaboration, et validation des référentiels de bon usage du médicament

Le cadre méthodologique réglementaire pour l'élaboration des protocoles thérapeutiques est mentionné dans le décret n°2005-1023. La méthode a été définie en commun par l'AFSSAPS, la HAS et l'INCa, et fait l'objet d'un consensus entre les trois instances. Cette méthode d'élaboration des référentiels prend en compte l'étape de validation, puisque cette étape se fait au sein des instances de santé. Chacune de ces instances est pilote sur certains produits et coordonne les travaux s'y rapportant. Les deux autres instances, partenaires, sont informées régulièrement au cours de la procédure d'élaboration de chacun des protocoles thérapeutiques et consultées lors de la validation institutionnelle finale. Les instances valident conjointement chaque référentiel.

La méthodologie générale d'élaboration des protocoles thérapeutiques comprend 4 phases successives :

1) phase de ciblage des situations à évaluer ;

2) phase d'analyse des études et de formulation des situations retenues ;

3) phase de validation expertale institutionnelle;

4) phase d'actualisation.

B-(a) <u>Ciblage des situations à évaluer</u>

Pour chaque produit ou catégorie de produit concerné, le ciblage des situations à évaluer est réalisé par un groupe de travail comprenant des experts du thème, des représentants de l'instance pilote et le cas échéant des référents des instances partenaires (AFSSAPS, HAS, et INCa selon les produits concernés). Les conflits d'intérêts des membres du groupe doivent être identifiés.

La procédure de ciblage comprend :

-**Une interrogation des experts du groupe sur les indications pertinentes à évaluer**
-**Une interrogation de l'AFSSAPS et de la HAS**
-**Une recherche par interrogation succincte et protocolisée des bases de données bibliographiques**
-**Une interrogation des ARHs et des organismes ou groupes professionnels sur les protocoles déjà élaborés**
-**Une interrogation des firmes sur les données scientifiques hors-AMM ou hors-LPP**

-Le cas échéant, une interrogation des associations de patients correspondantes.

B-(b) Analyse critique de la littérature et formulation des situations

Chaque étude sélectionnée est analysée selon les principes de la lecture critique de la littérature, en s'attachant à évaluer la méthodologie employée et le niveau de preuve selon le guide HAS.

B-(c) Qualification expertale et validation institutionnelle des conclusions et des situations

c(1)Qualification par un groupe d'experts

En pratique, le groupe d'experts est composé de professionnels reconnus pour leur implication dans le thème ou proposés à l'instance pilote par les différentes sociétés savantes ou associations professionnelles associées à ce travail.

Le groupe comprendra non seulement des cliniciens, mais également des experts du diagnostic dans la situation évaluée, des thérapeutes et, le cas échéant, des méthodologistes, des pharmaco-épidémiologistes et des pharmaciens hospitaliers. Les conflits d'intérêt des experts doivent être identifiés. En vue de rendre compte avec transparence de l'avis du groupe d'experts et de se prémunir contre l'influence prépondérante d'un expert, les propositions du groupe d'experts seront soumises pour avis à des relecteurs.

c(2)Validation institutionnelle finale

L'instance pilote coordonnera la validation institutionnelle finale et prendra l'avis des instances partenaires avant délibération. Il revient à chaque instance, AFSSAPS, HAS et INCa, de déterminer sa propre procédure interne de validation pour les produits de santé qui la concerne.

B-(d) Actualisation

La durée maximale de la situation scientifiquement acceptable est fixée à 4 ans. Au cours de ces 4 ans, une réévaluation des protocoles thérapeutiques temporaires pourra se faire sur la base des nouvelles données.

B-(e) Format de production

Le RBU se présente sous la forme d'un document où figurent :

-Un tableau récapitulant les indications AMM ou LPP, les situations temporairement acceptables et les situations non acceptables.
-Un rappel sommaire sur la méthode utilisée et sur la composition des groupes de travail.

Le détail des sources consultées ainsi que le résumé de la stratégie de recherche et ses mises à jour doivent apparaître dans le document final (la recherche bibliographique doit être au minimum traçable).

C) Elaboration d'un référentiel par l'INCa

Le mode d'élaboration des référentiels de l'INCa est sensiblement différent de celui de l'HAS et de l'AFSSAPS, même si le principe reste le même, avec les quatre phases précédemment vues. Ainsi la réflexion est envisagée par pathologie, et au sein de chaque pathologie, par organe concerné.

La phase de ciblage est similaire, ainsi que la phase d'actualisation. C'est dans la phase d'analyse et de formulation, ainsi que la phase de validation que l'organisation diffère.

C-(a) <u>Analyse critique de la littérature et formulation des situations selon l'INCa</u>

a(1) <u>Constitution par l'INCa d'un groupe de travail médico-pharmaceutique (GMP)</u>

Ce groupe est composé :

- à parité de médecins et de pharmaciens reconnus pour leur implication et leur expertise dans le thème, la plupart étant proposés par les fédérations et structures ayant déjà élaboré des référentiels de bon usage de qualité ;

- de représentants de l'AFSSAPS et la HAS et piloté par l'INCa dans le cas d'un référentiel émanant de l'INCa.

A noter que les conflits d'intérêts des experts sont identifiés au départ.

a(2) <u>Travaux du groupe médico-pharmaceutique.</u>

Ce groupe est chargé de réaliser, pour chaque molécule hors GHS de cancérologie, à partir notamment des travaux d'évaluation déjà réalisés et sur la base de la grille de critères scientifiques INCa les référentiels de bon usage des médicaments innovants définissant les protocoles thérapeutiques hors GHS, répartissant les indications en 3 catégories : AMM, PTT, non acceptable.

Vient ensuite la phase de relecture du document du projet de référentiel.

C-(b) Relecture, et validation institutionnelle après soumission aux firmes pharmaceutiques concernées selon l'INCa

L'INCa constitue des comités de lecture par pathologie, auxquels sont soumis les projets de référentiels de bon usage et PTT rédigés. Les experts relecteurs s'attacheront en particulier à identifier les éventuelles « niches » qui n'auraient pas été évaluées en amont.

D) Déclinaison interrégionale des référentiels de bon usage nationaux en cancérologie, méthodologie

Un travail de retranscription des RBU nationaux sous forme de protocoles de chimiothérapie, est effectué au niveau de l'inter-région Rhône-Alpes-Auvergne, en coordination avec le réseau régional de cancérologie Oncauvergne. Ce travail permet de déterminer la liste des protocoles autorisés après simple enregistrement en Réunion de Concertation Pluridisciplinaire (RCP) (catégorie A), la liste des protocoles autorisés après discussion en RCP (catégorie B) et la liste des protocoles non autorisés (catégorie C).

La méthodologie de déclinaison des RBU nationaux au niveau interrégional a été validée par le Comité de Pilotage de l'OMEDIT Rhône-Alpes - Auvergne le 21 mars 2007.

D-(a) Enjeux des référentiels régionaux

Au cours de la réunion du 21 mars 2007, le Comité de Pilotage de l'OMEDIT Rhône-Alpes-Auvergne a émis quelques remarques sur la méthodologie nationale d'élaboration des Référentiels de Bon Usage (RBU) en cancérologie.

- Les référentiels se présentent sous forme de fiches de bon usage pour chaque médicament, qu'il est indispensable de retranscrire sous forme de protocoles de chimiothérapie.

- Seules les molécules remboursées en sus des GHS sont concernées par ces référentiels. Il est donc nécessaire d'intégrer les chimiothérapies « peu coûteuses », ne comportant pas de médicament de la liste hors GHS, mais inscrites dans les Thesaurus élaborés par les réseaux de cancérologie.

- Les conditions de prescription des traitements ne sont pas toujours précisées. Il faut donc impérativement distinguer les protocoles à enregistrer en RCP (Réunion de Concertation Pluridisciplinaire), de ceux à discuter en RCP.

- La catégorie en annexe aux référentiels (Situations hors AMM pour lesquelles l'insuffisance des données ne permet pas l'évaluation du rapport bénéfice/risque) est hétérogène. Il est indispensable de distinguer les protocoles non autorisés en dehors d'essais cliniques, de ceux dont l'indication peut être discutée en RCP.

D-(b) Elaboration et mécanisme de validation des référentiels régionaux

Suite à ce constat, le Comité de Pilotage de l'OMEDIT Rhône-Alpes-Auvergne a proposé et validé une méthodologie de retranscription du Référentiel de Bon usage national en cancérologie digestive (premier référentiel publié en janvier 2007).

Si l'architecture générale est conservée (groupes I, II, III et annexe aux référentiels), la méthodologie interrégionale distingue désormais 3 catégories :

- La catégorie A correspond aux protocoles à enregistrer en RCP. Elle comporte les protocoles des groupes I et II des Référentiels de Bon usage nationaux, mais également les protocoles figurant dans les Thesaurus élaborés par les réseaux de cancérologie, ne comportant pas de produit inscrit sur la liste hors GHS.

Ces 3 sous-catégories sont respectivement dénommées « *A - I* », « *A - II* » et « *A - Médicaments non inscrits sur la liste hors GHS* ».

- La catégorie B correspond aux protocoles à discuter en RCP. Elle regroupe les protocoles en annexe aux référentiels nationaux, pour lesquels une prescription est envisageable au cas par cas après discussion en RCP « *B - Annexe INCa* ».

- La catégorie C correspond aux protocoles actuellement non autorisés dans l'inter-région. Elle comporte les protocoles du groupe III des référentiels nationaux (rapport bénéfice/risque défavorable) et les protocoles en annexe, autorisés exclusivement dans le cadre d'un essai clinique. Ces 2 sous-catégories sont respectivement dénommées « *C - III* » et « *C - Annexe INCa* ».

Enfin, dans la mesure où certaines pratiques peuvent ne pas être répertoriées dans les Référentiels de Bon usage nationaux, les professionnels de l'inter-région sont autorisés, si le niveau de preuve leur semble suffisant, à ajouter quelques protocoles, dans les catégories B et C uniquement. Les sous-catégories ainsi créées sont alors respectivement dénommées « *B - Protocole absent du référentiel de l'INCa* » et « *C - Protocole absent du référentiel de l'INCa* ».

E) Les bonnes pratiques de pharmacie hospitalière

E-(a) Enjeux du référentiel de bonnes pratiques de pharmacie hospitalière

C'est en l'an 2000 que l'application du référentiel de bonnes pratiques de pharmacie hospitalière est entrée en vigueur. La première édition du référentiel date de juin 2001. Le RBPPH comporte des chapitres généraux relatifs à la gestion de la qualité, au personnel, aux locaux et matériel ainsi que la ligne directrice particulière relative à la préparation des dispositifs médicaux stériles et un glossaire.

Les bonnes pratiques ne sont pas destinées à traiter les questions de sécurité du personnel.

Elles devaient être complétées par des lignes directrices concernant la préparation des produits dangereux. Un référentiel de bonnes pratiques de préparation hospitalière (RBPPrH) plus spécifique que le référentiel de bonnes pratiques de fabrication (BPF) fut élaboré.

Le RBPPrH contenait des lignes directrices concernant les « préparations toxiques et produits à risques », applicables à la préparation des anti-cancéreux.

Les notions abordées :

- facteurs de risque

- Définition des types d'exposition

- Personnel : formation initiale et continue, femme enceinte exclue, habillage et équipement adaptés, surveillance médicale régulière, kit de décontamination et trousse d'urgence à prévoir

- Locaux : dédiés uniquement à cette activité avec un système d'assurance qualité

- Matériel : poste à flux laminaire uniquement vertical et adapté, pour les préparations pulvérulentes, nécessité d'un isolateur en dépression

En 2007, des lignes directrices concernant la préparation centralisée furent élaborées et un arrêté de l'AFSSAPS fut adopté rendant le référentiel de Bonnes Pratiques de Préparation (RBPP) opposable.

E-(b) Principe d'adoption du référentiel de bonnes pratiques de pharmacie hospitalière

A l'initiative de la direction de l'hospitalisation et de l'organisation des soins, une commission destinée à élaborer des « bonnes pratiques de pharmacie hospitalière » a été mise en place en 1997.

A cette commission présidée par un praticien hospitalier, ont été conviés des représentants du conseil national de l'ordre des pharmaciens et de son conseil central D, des syndicats représentatifs des pharmaciens hospitaliers et des pharmaciens inspecteurs de la santé pour la direction générale de la santé et la conférence des pharmaciens inspecteurs régionaux. Des groupes de travail présidés par un des membres de la commission et constitués exclusivement de professionnels, ont été mis en place. Enfin, un groupe de rédaction a revu chacun des textes.

Le projet a été publié en enquête publique à laquelle tout professionnel concerné, notamment, directeurs d'établissement, personnels médicaux, pharmaciens, préparateurs, ingénieurs, pouvait répondre. La commission et les différents groupes de travail ont étudié les remarques, observations, suggestions et en ont tenu le plus grand compte. Les réponses ont été nombreuses (plus de 900) et constructives.

F)**Les bonnes pratiques de préparation de l'AFSSAPS**

F-(a) **Enjeux du référentiel de bonnes pratiques de préparation**

Depuis 2005, le contrat de CBUMPP recommande la centralisation des préparations des anticancéreux dans un objectif d'amélioration de la qualité et de protection du personnel. Un document de travail opposable sur lequel le pharmacien responsable de l'unité pouvait s'appuyer devenait indispensable.

La loi du 8 décembre 1992 (art L5126-5) rendait la pharmacie à usage intérieur responsable des préparations.

Le décret du 26 décembre 2000 relatif aux PUIs fixait un premier cadre réglementaire selon lequel les préparations devaient être effectuées en conformité avec les bonnes pratiques dont les principes étaient définis par l'article L5121-5 du CSP (Annexe n°2). Les pharmaciens inspecteurs se basaient sur les bonnes pratiques de fabrication (BPF), qui s'appliquaient au milieu industriel pour des productions en série en grande quantité, ainsi que sur les bonnes pratiques de préparation officinale et qui n'étaient pas des textes opposables.

32

F-(b) Principe d'adoption du référentiel de bonnes pratiques de préparation

Au cours de l'année 2001 un groupe de travail composé de pharmaciens hospitaliers, professeurs, inspecteurs, et de pharmaciens de l'AFSSAPS, ont alors élaboré un nouveau référentiel plus spécifique : les bonnes pratiques de préparation à l'hôpital. Ce nouveau référentiel fut soumis à enquête publique en juillet 2002. Ce référentiel devait être révisé tous les cinq ans, et devenir une exigence opposable sur laquelle les praticiens devaient se baser.

Le 15 avril 2004 le ministre chargé des solidarités, de la santé et de la famille commandait à l'inspection générale des affaires sociales (IGAS), une mission portant sur l'avenir de l'unité de fabrication et de contrôle hospitalier du centre hospitalier de Libourne, ainsi que sur la pertinence et le périmètre des préparations hospitalières.

Ce rapport intitulé : « rapport sur les préparations pharmaceutiques à l'hôpital et à l'officine », fut terminé en janvier 2006, et remis à l'AFSSAPS, qui avait alors pour mission à partir de ce rapport d'élaborer un référentiel.

La pratique des préparations n'avait jusqu'alors pas de référentiel opposable en milieu hospitalier, puisque depuis 2002 existait un référentiel de bonnes pratiques de préparation à l'hôpital (les BPPrHs), mais celui-ci n'avait jamais eu de décision d'application, et qu'aucune ligne directrice n'avait vu le jour dans le référentiel des BPPHs (seul les BPF et les BPPO existaient pour les industriels et les officinaux).

Un document intitulé « bonnes pratiques de préparation » fut soumis à l'enquête publique par l'AFSSAPS du 10 mai au 25 juin 2007. La décision d'application des bonnes pratiques de préparation fut publiée au journal officiel le 21 novembre 2007 (suite à la décision du directeur de l'AFSSAPS du 5 novembre 2007 prise d'après l'article L5121-5 du CSP, et valant arrêté).

II. Cadre réglementaire et domaines d'application de l'activité de préparation centralisée

II-1. Evolution du contexte juridique hospitalier et influence sur la préparation centralisée

Après avoir vu l'origine, et la nature des différentes exigences opposables intéressons nous à leurs contenus. La partie précédente traitait des exigences générales à l'ensemble des activités hospitalières. Dans cette partie le contenu des textes est lui en revanche plus spécifique.

Dans l'étude du contenu de ces textes, il est important de tenir compte de la hiérarchie des normes juridiques, ce qui nous permettra de progresser vers une spécialisation des exigences relatives à l'activité de préparation centralisée des anticancéreux injectables. Ainsi nous reprendrons le même plan que dans la première partie, en débutant par les textes de lois qui occupent la plus haute place dans la hiérarchie des textes et qui concernent un large secteur d'activité, et nous enchaînerons par les textes d'application de plus en plus spécialisés au fur et à mesure qu'il en est fait mention.

Dans un premier temps suivant l'organisation du plan général, un rappel des textes dans l'ordre de leur date d'apparition, nous permettra d'avoir une vue d'ensemble. Puis dans un second temps nous prendrons connaissance du contenu de ces textes en fonction des thèmes qu'ils traitent.

II-1-1. Code de santé publique

Depuis 2000 : Le décret n° 2000-1316 du 26 décembre 2000 apporte de profondes modifications à la réglementation des PUIs. Ce décret comporte un grand nombre d'articles qui définissent l'implantation, l'installation, le fonctionnement, les conditions d'autorisation des locaux des PUIs, la responsabilité des pharmaciens. Il crée aussi la commission du médicament et des dispositifs médicaux stériles COMEDIMS (article R5126-48 modifié par Décret n°2007-1428). Selon ce décret la pharmacie à usage intérieur est notamment chargée : d'assurer, dans le respect des règles qui régissent le fonctionnement de l'établissement, la gestion, l'approvisionnement, la préparation, le contrôle, la détention et la dispensation des médicaments, produits ou objets mentionnés à l'article L. 4211-1 du CSP, ainsi que des dispositifs médicaux stériles. La définition de la préparation magistrale dans l'article L5121-1 du CSP (Annexe n°1) qui existait déjà est reprise dans ce décret, ainsi que la mention relative aux bonnes préparations fixées par arrêté ministériel dans l'article L5121-5 du CSP.

Depuis 2004 : loi 2004-806 du 9 août. La principale avancée de cette loi était la mise en place d'un cadre réglementaire spécifique à l'organisation interne des activités de la PUI. Les modifications apportées par la suite concernaient peu le fond, mais avaient pour objectifs de les réactualiser et d'ajouter des dispositions. Ainsi cette loi apportait des précisions concernant des aspects techniques, matériels et la pratique.

Sur le plan technique les points abordés sont :

- -la responsabilité du pharmacien et l'application des bonnes pratiques de pharmacie hospitalière article R5126-14 modifié par le décret n°2008-109

- -les généralités concernant la pharmacie à usage intérieur et la sous-traitance dans l'article R5126-2 du CSP

- -les délais de l'acheminement de la préparation dans le service, et possibilité de délocalisation de l'unité de préparation centralisée article R5126-3 Modifié par Décret n°2007-1428 du 3 octobre 2008.

Sur le plan technique et matériel les points abordés sont :

- -les moyens en locaux, personnel, équipements et systèmes d'information suffisants pour assurer la mission de la PUI, article R5126-8 du CSP modifié par Décret n°2007-1428

- -les moyens et équipements particuliers article R5126-9 du CSP modifié par Décret n°2008-109 du 5 février 2008

- -la conception des locaux, article R5126-11 du CSP modifié par Décret n°2007-1428

-l'implantation article R5126-12 du CSP, modifié par Décret n°2008-109 du 5 février 2008

-le personnel travaillant avec le pharmacien

-les préparations dangereuses (cite l'article L4411-1 du code du travail) contenant emballage et étiquetage (articles R5132-46 et R5132-56 du CSP modifiés par Décret n°2007-157 du 5 février 2007).

Toujours en 2004 la loi n°2004-810 du 13 août 2004 relative à la certification anciennement nommée accréditation précisait le cadre général de la certification (article L1414-4 du CSP), ainsi que ses enjeux et ses modalités d'application (L6111-2, L6113-8, L6113-8, R5126-23).

Depuis 2007

Voyons tout d'abord les points définis dans le décret n°2007-388 du 21 mars 2007.

Selon l'article R6123-87 du CSP issu de ce décret, la pratique thérapeutique de chimiothérapie qui concerne entre autres l'activité de préparation centralisée, est soumise à autorisation, et selon l'article R6123-88 du CSP, les principales conditions d'octroi d'une autorisation sont de satisfaire aux critères d'agrément de l'INCa, d'appliquer le référentiel de bonnes pratiques de l'INCa, et d'appartenir à un réseau de coordination de soins, notamment dans le cadre du CPOM.

Une autorisation n'est délivrée et maintenue selon l'article R6123-89 du CSP qu'à la condition qu'il y ait une activité suffisante. Cette activité minimum est fixée par arrêté ministériel.

38

Selon le décret n°2007-388 modifiant l'article R6123-95, le suivi de l'activité au sein de l'établissement est géré par l'ARH, grâce au rapport effectué dans le cadre du CPOM.

Enfin le décret n°2007-1428 imposait la présence effective d'un pharmacien sur chacun des sites d'implantation de la PUI. D'autre part ce décret fixe un cadre réglementaire à la sous-traitance des préparations magistrales, sources d'améliorations.

Depuis 2009 la loi n°2009-879 du 21 juillet 2009 ou loi hôpital patient santé territoire apporte beaucoup de précisions sur les moyens à mettre en place dans le cadre de l'amélioration de la qualité, de la sécurité du circuit du médicament, et le respect de bonnes pratiques professionnelles. Citons notamment l'article L6111-2 du CSP qui impose la mise en place dans tous les établissements de santé d'un système de gestion de la qualité, d'une politique de gestion des risques, de recensement des effets indésirables etc…

Citons aussi les articles L6113-7 et L6113-8 du code de santé publique qui impose aux établissements la transmission des données aux autorités compétentes, il est bien entendu question de la certification, mais aussi du CPOM et du CBU.

Citons enfin les articles L6114-1, L6114-2 et L6114-3 relatifs au CPOM et à la nouvelle Agence régional de santé (ARS), qui détermine les modalités d'application et les sanctions en cas de non respect de ce dernier.

II-1-2. Code de sécurité sociale

Depuis le début des années 1980, les parlementaires ont progressivement exercé un droit de regard sur les dépenses et les recettes de la sécurité sociale. Ce n'est qu'en 1996 que grâce à une révision de la constitution, a pu être instituée une loi de financement de la sécurité sociale (LFSS), outil de maîtrise des dépenses de santé. Ainsi l'ordonnance n°96-51 du 24 janvier 1996 relative aux mesures urgentes tendant au rétablissement de l'équilibre financier de la sécurité sociale, introduisait une nouvelle organisation plus rationnelle du fonctionnement de l'assurance maladie, et rendait les professionnels responsables de leurs actes au travers de conventions. Le contrat de bon usage du médicament n'existait pas encore et les conventions étaient signées par profession.

L'ordonnance n°96-345 du 24 avril 1996 relative aux conventions signées par les professionnels, rend opposable l'observance des référentiels, recommandations élaborées par les instances de santé.

Depuis 2004 : La Loi n°2004-810 du 13 août 2004 modifie les textes. L'article L.162-12-15 constitue un changement notoire puisqu'il aborde la création d'une nouvelle instance de santé chargée d'élaborer des référentiels opposables ; l'AFSSAPS.

En 2005 le décret n°2005-1023 du 24 août est le texte fondateur du CBU. Citons à cet effet les articles D162-1 à D162-9 du CSS, qui mentionnent l'obligation d'adhérer au CBU pour les établissements de santé devant bénéficier du financement par l'assurance maladie dans le cadre de la T2A. Ces articles du CSS fixe d'une façon générale sur l'ensemble du territoire, les engagements des établissements, les objectifs à atteindre selon un calendrier d'exécution déterminé, ainsi que comme nous l'avons vu précédemment les modalités de contrôle etc…

La tarification à l'acte est issue de deux articles qui définissent des actes ou prestations en terme juridique. Tout d'abord l'article L162-22-6 du CSS fixe la liste des prestations hospitalières remboursées dans le cadre des GHS c'est-à-dire dans le cadre de la T2A. L'article L162-22-7 modifié par la loi n°2008-1330 du 17 décembre 2008, fait quant à lui mention de la liste des prestations prises en charge en sus des prestations hospitalières par arrêté ministériel toujours dans le cadre de la T2A mais hors GHS.

II-1-3. Code du travail

Le code du travail ne contient pas de textes spécifiques à l'activité de préparation centralisée d'anticancéreux injectables. Ainsi il est important d'identifier les textes du chapitre « prévention de certains risques d'exposition » du code du travail. On pourra noter que les textes relatifs à la protection du personnel dans le cadre de manipulation de substances dangereuses, ont évolué récemment. Cependant ces risques étaient déjà identifiés, et caractérisés par le code du travail. Ils figuraient auparavant aux articles de loi du code du travail L231, et R230.

D'importantes précisions ont été apportées durant les dernières années.

Notamment en 2007, l'ordonnance 2007-329 du 12 mars 2007 définissait les préparations dangereuses, et y apportait ainsi un cadre réglementaire (article L4411-1 du CT). Dans ce cadre réglementaire il est question des mesures de protection à mettre en œuvre (article L4122-1), de l'action de l'employeur pour limiter les cadences, et la monotonie du travail (article

41

L4121-2). Nous verrons l'importance de ces textes dans la partie traitant des problématiques posées dans l'application de la réglementation.

La responsabilité de l'employeur ou de son représentant dans le service ou dans l'unité par rapport à la protection du personnel est engagée selon les articles L4121-1 à L4121-5.

Ajoutons de plus que selon l'article L4612-8 un programme annuel de prévention des risques doit être mis en place. Il suppose une identification de ces risques et la mise en place de procédures et de moyens pour les prévenir.

Ajoutons enfin dans le cadre de la prévention des risques selon l'article L4612-2, l'obligation au niveau de chaque établissement de créer un comité d'hygiène qui analyse les risques professionnels et qui est chargé selon l'article L4141-1 de l'organisation et la dispensation d'information relative aux risques professionnels, aux travailleurs.

En 2008 le décret n°2008-244 du 7 mars 2008 précise la définition des agents dangereux dont il était fait mention dans la loi de mars 2007 par l'article R4412-3 du code du travail. Il appartient ainsi au responsable de déterminer le type d'agents dangereux qui est manipulé, et de produire selon l'article R4412-66 du CT un document d'évaluation des risques (agents cancérogènes, mutagènes, toxiques pour la reproduction).

Ce décret donne des précisions quant au moyen de protection à mettre en œuvre, et sur le type d'équipement réglementaire pour ce type d'activité. Citons à cet effet l'article R4412-68 qui mentionne l'obligation de préparer dans un système clos afin de limiter le risque d'exposition professionnelle.

Dans le cadre de la préparation centralisée l'équipement d'isotechnie ou de hotte à flux laminaire vertical sont tous deux considérés comme des systèmes clos.

Concernant les agents dangereux, le contrôle des effets toxiques sur l'organisme humain peut être demandé dans le cadre d'une inspection d'après l'article R4722-10 (rappel des études faites sur les infirmières à l'époque de la préparation dans les services, et sur les préparateurs en comparaison). La conception et mise sur le marché des équipements de travail et des moyens de protection sont conformes aux exigences de l'article R4312-1 du CT.

II-2. Participation des instances de santé au cadre réglementaire de l'activité de préparation centralisée au sein de l'environnement hospitalier

II-2-1. Inspection de la DRASS.

Les inspecteurs de la DRASS ont pour mission le contrôle du respect des exigences opposables relevant du cadre « réglementaire » applicable à toutes les unités de préparation centralisée quelques soient les engagements de l'établissement. Il s'agit en fait du cadre « réglementaire » uniquement et non des dispositions contractuelles. Il comprend le contrôle de l'application des textes législatifs, réglementaires, et les référentiels de bonnes pratiques. Notons que dans certaines régions le contrôle des dispositions contractuelles est fait conjointement avec les pharmaciens conseil de l'assurance maladie, par les pharmaciens inspecteurs de la DRASS.

Selon l'article L1421-1 du CSP, modifié par la LOI n°2009-879 du 21 juillet 2009 - art. 65 (HPST) : Les pharmaciens inspecteurs de santé publique contrôlent, dans le cadre de leurs compétences, l'application des règles générales d'hygiène et des lois et règlements relatifs aux droits des personnes malades et des usagers du système de santé, à la protection des personnes en matière de recherche biomédicale et de médecine génétique, à la prévention des risques liés à certaines activités diagnostiques ou thérapeutiques, à la lutte contre les maladies ou dépendances, aux professions de santé, aux produits de santé, ainsi qu'aux établissements de santé.

Ils peuvent être assistés par des experts désignés par l'autorité compétente et procéder à des inspections conjointes avec des agents appartenant à d'autres services de l'Etat et de ces établissements publics.

Pour l'accomplissement de missions confiées par le ministre chargé de la santé, les membres de l'IGAS peuvent effectuer des contrôles en application du présent article.

II-2-2. Le contrat de bon usage du médicament des produits et prestations

Les articles D. 162-9 à D. 162-16 du code de la sécurité sociale définissent le CBU, ses moyens d'application, et les mesures prises en cas de non application. Les modalités de mise en œuvre font l'objet des articles D 162-9 et D 162-10.

A) <u>Aspect réglementaire du CBU</u>

A-(a) <u>Définition</u>

Les parties concernées et la durée du contrat.

Ainsi selon l'article D 162-9 du CSS, le contrat de bon usage des médicaments et des produits et prestations mentionné à l'article L162-22-7 est conclu, pour une durée de trois à cinq ans, entre le directeur de l'agence régionale de l'hospitalisation et le représentant légal de l'établissement après avis conforme de la commission médicale d'établissement, de la commission médicale ou de la conférence médicale et de la commission du médicament et des dispositifs médicaux stériles.

Les modalités d'application.

Le contrat de bon usage des médicaments et des produits et prestations fixe selon l'article D162-10 du CSS son calendrier d'exécution, et mentionne les objectifs quantitatifs et qualitatifs ainsi que les indicateurs de suivi et de résultats attendus nécessaires à son évaluation périodique. L'établissement adresse un rapport d'étape annuel ainsi qu'un rapport final à l'agence régionale de l'hospitalisation.

Ainsi pour la préparation centralisée il s'agit par exemple d'objectif quantitatif par rapport à la proportion de prescription de médicaments onéreux qui sont validés après analyse pharmaceutique, et qualitatif par rapport aux critères pris en compte pour la validation de ces prescriptions.

A-(b) Les moyens de mise en application

La tarification à l'acte

L'article D162-11 du CSS stipule en contrepartie du respect des engagements souscrits par l'établissement de santé dans le cadre du contrat de bon usage des médicaments et des produits et prestations, que le remboursement intégral de la part prise en charge par les régimes obligatoires d'assurance maladie est garanti à l'établissement pour les spécialités pharmaceutiques et les produits et prestations mentionnés à l'article L162-22-7 sous réserve des dispositions des articles D162-12 à D162-15.

Le rapport d'étape annuel

Selon l'article D162-12 du CSS, l'établissement transmet chaque année, avant le 15 octobre, le rapport d'étape annuel prévu à l'article D162-10 rapport qui est rédigé par les responsables des différents services, dont le pharmacien responsable de l'unité de préparation centralisée. Le rapport final est rédigé six mois avant la fin du contrat. A défaut de transmission par l'établissement du rapport d'étape annuel dans les délais requis, le taux de remboursement des spécialités pharmaceutiques et des produits et prestations mentionnés à l'article L162-22-7 du CSS est fixé, après mise en demeure de l'établissement, à 70 % de la part prise en charge par les régimes obligatoires d'assurance maladie.

A-(c) <u>Les mesures prises en cas de non application</u>

La diminution du taux de remboursement

Selon l'article D162-13 du CSS, en cas de non-respect par l'établissement de santé des engagements souscrits au titre d'un exercice, constaté au vu des rapports transmis par l'établissement en application de l'article D162-10 et, le cas échéant, des résultats des contrôles sur pièces et sur place effectués, le taux de remboursement de la part prise en charge par les régimes obligatoires d'assurance maladie des spécialités pharmaceutiques et des produits et prestations mentionnés à l'article L162-22-7 pour l'année suivante peut être réduit et fixé entre 70 % et 100 %. Il peut varier, le cas échéant, selon les spécialités pharmaceutiques ou les produits.

La réclamation d'indus

L'article D162-14 du CSS prévoit s'il est constaté que la facturation en sus des prestations d'hospitalisation d'une spécialité pharmaceutique n'est pas conforme aux limitations du champ de la prise en charge fixées, le cas échéant, par l'arrêté d'inscription sur la liste visée à l'article L162-22-7 du CSS ou que celle d'un produit et prestation n'est pas conforme aux conditions de prise en charge fixées, le cas échéant, par la liste visée à l'article L. 165-1 ou par la liste visée à l'article L162-22-7 du CSS, la caisse d'assurance maladie compétente procède sans délai à la récupération de l'indu auprès de l'établissement de santé concerné et signale cet incident à l'agence régionale de l'hospitalisation dont il relève. Il en va de la responsabilité du prescripteur, ainsi que celle du pharmacien qui valide la prescription avec l'obligation d'observer les règles de prescription des médicaments onéreux concernant le contrat de bon usage.

Si plus de trois signalements ont été enregistrés le taux de remboursement est alors fixé pour l'année suivante dans le respect des dispositions de l'article D162-13 du CSS à un taux inférieur à 95%.

L'intervention de l'autorité de tutelle

D'après l'article D162-15 du CSS si le directeur de l'agence régionale de l'hospitalisation constate en cours d'année l'inexécution manifeste des engagements souscrits, il invite l'établissement, par lettre recommandée avec avis de réception, à prendre les mesures de redressement qui s'imposent dans un délai qui ne peut être inférieur à trois mois. Si, à l'issue de ce délai, l'établissement n'a pas déféré à cette mise en demeure, le directeur de l'agence régionale met fin au contrat.

L'évaluation des manquements aux engagements souscrits par une instance indépendante, l'OMEDIT.

Selon l'article D162-16 du CSS « un observatoire régional constitué auprès de l'agence régionale de l'hospitalisation regroupe notamment des représentants des commissions du médicament et des dispositifs médicaux stériles des établissements de santé de la région ayant conclu un contrat de bon usage. Il assure un suivi et une analyse des pratiques de prescription observées au niveau régional. Il organise, notamment sur la base de ces travaux, des échanges réguliers sur les pratiques relatives à l'usage des médicaments et des produits et prestations, notamment ceux figurant sur la liste visée à l'article L162-22-7 du CSS et également, s'agissant des produits et prestations, ceux visés à la dernière phrase du premier alinéa ainsi qu'au quatrième alinéa de l'article L165-1 du CSS. La dotation régionale prévue à l'article L162-22-13 du CSS peut contribuer au financement de cet observatoire. L'observatoire établit notamment le modèle de rapport d'étape annuel mentionné à l'article D162-10 du CSS et procède au référencement des protocoles thérapeutiques se rapportant notamment aux médicaments et produits et prestations mentionnés au premier alinéa de l'article L162-22-7 du CSS.

Un observatoire interrégional peut être constitué auprès de plusieurs agences régionales de l'hospitalisation en lieu et place des observatoires régionaux. »

A-(d) Contenu du CBU et ses objectifs

Chapitre Ier **Amélioration et sécurisation du circuit du médicament et des produits et prestations**

Article 3

L'établissement réalise un état des lieux de sa situation au regard des référentiels et des recommandations en vigueur. Cet état des lieux tient compte des résultats de la procédure de certification mise en œuvre par la Haute Autorité de santé, de ses éventuelles remarques, recommandations ou réserves et des rapports d'inspection des autorités de tutelle portant sur ce domaine d'activité.

Article 4

L'établissement, sur la base de l'état des lieux mentionné à l'article 3 et dans le respect des référentiels de bonnes pratiques existants, souscrit à des engagements relatifs aux médicaments ou aux produits et prestations qui prennent la forme d'un programme pluriannuel d'actions qui doit porter a minima sur les points suivants :

-l'informatisation du circuit du médicament et du circuit des produits et prestations ;

-le développement de la prescription et de la dispensation à délivrance nominative ;

-la traçabilité de la prescription, à l'administration pour les médicaments ou à l'utilisation pour les produits et prestations ;

-le développement d'un système d'assurance de la qualité ;

-par ailleurs, pour autant que l'établissement de santé soit concerné, la centralisation de la préparation et de la reconstitution des traitements anticancéreux sous la responsabilité d'un pharmacien.

Chapitre II **Développement des pratiques pluridisciplinaires ou en réseau**

Article 5

L'établissement s'engage à développer des pratiques pluridisciplinaires tant au niveau interne qu'au niveau territorial et régional. Il participe à l'observatoire prévu à l'article D162-16 du CSS et communique à ce dernier toute information nécessaire au suivi et à l'analyse des pratiques de prescription.

Article 6

L'établissement s'engage à conformer ses pratiques aux dispositions suivantes :

1° Dans le domaine du cancer :

-organiser et rendre traçable la pratique pluridisciplinaire au sein de l'établissement, pour garantir aux patients une proposition de stratégie thérapeutique concertée s'appuyant sur des protocoles validés et actualisés ;

-participer au réseau régional ou, le cas échéant, à un réseau infrarégional de cancérologie qui permet le partage, l'actualisation et la validation, voire l'évaluation des référentiels de pratiques en chimiothérapie.

Chapitre III **concernant les médicaments onéreux**

Engagements spécifiques aux spécialités pharmaceutiques et aux produits et prestations pris en charge en sus des prestations d'hospitalisation et respect des référentiels nationaux de bon usage des médicaments et des produits et prestations

Article 7

L'établissement met en œuvre les engagements prévus à l'article 4 en ce qui concerne les spécialités pharmaceutiques et les produits et prestations mentionnés à l'article L162-22-7 du CSS qu'il achète.

Pour ces spécialités pharmaceutiques et ces produits et prestations, il met notamment en œuvre les engagements suivants :

-la prescription et la dispensation à délivrance nominative

51

-la traçabilité de la prescription et de l'administration pour les médicaments ou de l'utilisation pour les produits et prestations dans le dossier patient (avec suivi des retours en cas d'arrêt du traitement)

-le suivi par la pharmacie hospitalière de la consommation individuelle par patient et par service des spécialités pharmaceutiques en unité commune de dispensation (UCD)

-le suivi, pour les produits et prestations, par la pharmacie hospitalière de la consommation individuelle par patient et par service en utilisant le codage défini dans l'arrêté du 26 juin 2003 relatif à la codification des produits remboursables prévue à l'article L165-1 du CSS

-l'élaboration en début d'année par la commission ou la sous-commission visées aux deux derniers alinéas de l'article L5126-5 du CSP, en lien étroit avec le gestionnaire de l'établissement, d'une estimation de la consommation par spécialité pharmaceutique et par produit et prestation. Elle dresse en fin d'année un état des consommations avec analyse des écarts et des tendances, assortie, le cas échéant, des explications dans le respect du rapport d'étape annuel normalisé dont le modèle est fixé par l'observatoire prévu à l'article D162-16 du CSS

-l'information des prescripteurs exerçant en son sein sur les recommandations établies par la Haute Autorité de santé présentant une analyse médico-économique par classe des produits, en cohérence avec les dispositions de l'article L162-2-1 du CSS

-une utilisation des produits conforme, dès la date de signature du contrat :

1. Soit à l'autorisation de mise sur le marché pour les spécialités

pharmaceutiques, soit aux conditions de prise en charge prévues par la liste mentionnée à l'article L165-1 du CSS pour les produits et prestations

2. Soit à un protocole thérapeutique temporaire établi par l'Agence française de sécurité sanitaire des produits de santé, la Haute Autorité de santé ou l'Institut national du cancer

3. A défaut, et par exception en l'absence d'alternative pour le patient, lorsque le prescripteur ne se conforme pas aux dispositions précédentes, il porte au dossier médical l'argumentation qui l'a conduit à prescrire, en faisant référence aux travaux des sociétés savantes ou aux publications des revues internationales à comité de lecture.

Les situations identifiées aux points 1 et, le cas échéant, 2 ci-dessus peuvent être recensées dans un document dénommé Référentiel national de bon usage des médicaments et des produits et prestations. Ces référentiels sont élaborés par l'Agence française de sécurité sanitaire des produits de santé, la Haute Autorité de santé ou l'Institut national du cancer.

Article 8

Au vu des échanges conduits sur l'utilisation de ces produits par l'observatoire prévu à l'article D162-16 du CSS, le contrat peut chaque année, à l'initiative du directeur de l'agence régionale de l'hospitalisation, du médecin-conseil régional du régime général de l'assurance maladie ou du directeur de l'établissement, être complété par voie d'avenant pour intégrer des objectifs quantitatifs et qualitatifs concernant certains de ces produits en vue d'en améliorer l'usage.

Procédure d'autoévaluation

Article 9

L'établissement se dote d'un dispositif de suivi et d'audit interne lui permettant de s'assurer de l'application des engagements souscrits. A cet effet, l'établissement utilise les techniques classiques de l'audit. Ce dispositif et l'évaluation qui en est faite doivent figurer dans le rapport d'étape annuel mentionné à l'article D162-10 du CSS. S'agissant des spécialités pharmaceutiques et des produits et prestations mentionnés au premier alinéa de l'article L162-22-7 du CSS, l'établissement fournit à l'agence régionale de l'hospitalisation et au médecin-conseil régional du régime général de l'assurance maladie, à leur demande, les éléments nécessaires au contrôle du respect des termes du contrat et de la conformité aux référentiels déclarés (respect des indications et des modalités de dispensation notamment).

II-2-3. La certification de l'HAS

Les procédures de certification anciennement nommées procédures accréditation, ont débuté en 2005. Ces procédures de certification s'effectuaient selon l'ancien manuel de certification, V2007. En janvier 2010 ont débuté les premières visites de la 3ème itération de la procédure de certification.

Les articles du code de santé publique relatifs à la certification figurent dans plusieurs sections.

Notons que deux types d'exigences ressortent de la certification, d'une part une exigence réglementaire, d'autre part des recommandations émises par l'HAS figurant dans le rapport de certification.

Comme le stipule l'article L162-12-15 du CSS ces recommandations sont des exigences opposables puisqu'elles sont émises par une instance de santé, de plus la certification est une obligation réglementaire et l'observance des recommandations est déterminante dans la décision des certifications ultérieures.

A) Aspect réglementaire de la certification

A-(a) Les exigences réglementaires relatives à l'activité de préparation centralisée

Selon l'article L6111-2 du CSP les établissements de santé élaborent et mettent en œuvre une politique d'amélioration continue de la qualité et de la sécurité des soins et une gestion des risques visant à prévenir et traiter les évènements indésirables liés à leurs activités.

Dans ce cadre, ils organisent la lutte contre les évènements indésirables, les infections associées aux soins et l'iatrogénie, définissent une politique du médicament et des dispositifs médicaux stériles et mettent en place un système permettant d'assurer la qualité de la stérilisation des dispositifs médicaux.

De plus selon l'article L6113-7 du CSP les établissements de santé, publics ou privés, prennent en charge l'analyse de leur activité.

D'autre part selon l'article L6113-8 du CSP les établissements de santé transmettent aux agences régionales de santé, à l'Etat ou à la personne publique qu'il désigne et aux organismes d'assurance maladie, les informations relatives à leur activité, à l'évaluation de la qualité des soins, à la veille et la vigilance sanitaires, ainsi qu'au contrôle de leur activité de soins et de leur facturation.

Ces exigences font l'objet d'un contrôle comme nous l'avons vu dans le premier chapitre, mais quels sont les modalités et les textes qui définissent ce contrôle ?

A-(b) Le contrôle des exigences réglementaires

La certification des établissements de santé est une procédure d'évaluation externe, indépendante de l'établissement de santé et de ses organismes de tutelle, effectuée par des professionnels de santé, concernant l'ensemble de son fonctionnement et de ses pratiques. Elle apprécie non seulement le système de management de la qualité, mais également des aspects spécifiques de l'organisation des soins et les démarches d'Évaluation des Pratiques Professionnelles (EPP).

Cette procédure a pour objectifs :

- d'améliorer la qualité et la sécurité des soins délivrés au patient en particulier par l'élaboration de recommandations suite à la visite de certification, et au suivi de l'application de ces recommandations.

- de promouvoir des démarches d'évaluation et d'amélioration ;

- de renforcer la confiance du public par la communication des résultats.

Les destinataires des informations mentionnées à l'alinéa précédemment vu de l'article L6113-8 du CSP mettent en œuvre, sous le contrôle de l'Etat au plan national et des agences au plan régional, un système commun d'informations respectant l'anonymat des patients, ou, à défaut, ne comportant ni leur nom, ni leur prénom, ni leur numéro d'inscription au Répertoire national d'identification des personnes physiques, et dont les conditions d'élaboration et d'accessibilité aux tiers, notamment aux établissements de santé publics et privés, sont définies par voie réglementaire (il s'agit du PMSI).

Toujours selon ce même article « les établissements qui ne transmettent pas les informations mentionnées au premier alinéa dans les conditions et les délais fixés par voie réglementaire sont passibles d'une pénalité prononcée par le directeur de l'agence régionale de l'hospitalisation après avis de la commission exécutive, dans la limite de 5 % de leurs recettes annuelles d'assurance maladie ».

II-2-4. Le contrat pluriannuel d'objectif et de moyens

Le CPOM nait en 1997 avec la circulaire DH/EO/97 n° 22 du 13 janvier 1997 relative au contrat pluriannuel d'objectif et de moyens qui détermine l'entrée en vigueur du CPOM. Le CPOM est défini dans le code de santé publique à la section « contrat pluriannuel d'objectifs et de moyens ». Dans le premier chapitre de ce sujet il était question des généralités concernant les enjeux, la conception et la mise en application du CPOM, puis dans une première partie du second chapitre nous avons vu quels étaient les textes définissant le cadre réglementaire du CPOM, voyons maintenant quels sont les termes de ce cadre réglementaire.

A) Objectifs

L'objectif principal du CPOM est d'inciter les établissements à engager leurs moyens financiers dans le développement d'une mutualisation de l'activité de préparation centralisée rendant les établissements d'une même région ou d'une même carte d'organisation sanitaire définie par la DHOS complémentaires et non concurrents avec des sanctions positives. En effet la question de l'implantation d'une activité de préparation centralisée peut se poser en rapport avec la carte du SROS, et la possibilité d'externaliser tout ou partie de l'activité. Citons aussi la question de l'HAD toujours dans le cadre du CPOM.

Rappelons que les établissements qui réalisent les objectifs peuvent prétendre à une dotation globale en plus de leur financement par l'assurance maladie.

B) Aspect réglementaire du CPOM

B-(a) Articles définissant les acteurs et la durée couverte par le CPOM

D'après l'article L6114-1 du CSP l'agence régionale de santé conclut avec chaque établissement de santé ou titulaire de l'autorisation prévue à l'article L6122-1 du CSP, un contrat pluriannuel d'objectifs et de moyens d'une durée maximale de cinq ans. Lorsqu'il comporte des clauses relatives à l'exécution d'une mission de service public, le contrat est signé pour une durée fixe de cinq ans.

B-(b) Articles définissant le contenu du CPOM

Selon l'article L 6114-3 les contrats mentionnés à l'article L6114-1 du CSP conclus avec les établissements de santé privés autres que ceux mentionnés à l'article L6114-2 du CSP déterminent par discipline les tarifs des prestations d'hospitalisation et le montant du forfait annuel. Ils sont conclus dans le respect des articles L162-22-1 à L162-22-5, L162-22-7 et L162-22-8 du CSS.

Ces contrats définissent les orientations stratégiques des établissements, en tenant compte des objectifs du schéma d'organisation sanitaire et, notamment, des objectifs en matière de qualité et de sécurité des soins ainsi que de la mise en œuvre des orientations adoptées par le conseil régional de santé. Ils prévoient les délais de mise en œuvre de la procédure d'accréditation mentionnée à l'article L6113-3 du CSS.

B-(c) <u>**Articles définissant les moyens d'application du CPOM**</u>

D'après l'article R6123-95 du CSP, le titulaire de l'autorisation d'installation et de maintien d'une activité de soin assure annuellement le suivi de la qualité de sa pratique conformément aux critères arrêtés par le ministre chargé de la santé. Les objectifs de ce suivi sont définis et fixés dans le contrat pluriannuel d'objectifs et de moyens conclu entre l'agence régionale de l'hospitalisation et le titulaire de l'autorisation en application des articles L6114-2 et L6114-3 du CSP.

B-(d) <u>**Les recommandations du CPOM sur l'activité hospitalière**</u>

Le CPOM s'adresse à chacune des activités hospitalières. Il a donc des répercussions sur l'activité de préparation centralisée et notamment dans le cade de la prise en charge des préparations d'anticancéreux pour un autre établissement. Il s'agit notamment de prendre en compte le SROS. De plus dans le cadre du CPOM de multiples engagements sont pris par l'établissement et notamment dans le domaine de l'amélioration de la qualité.

A cet effet, le contrat d'objectifs et de moyens :

- décrit les transformations que l'établissement s'engage à opérer dans ses activités, son organisation, sa gestion et ses modes de coopération,

- définit des objectifs de qualité et de sécurité des soins,

- favorise la participation de l'établissement aux réseaux de soins et aux communautés d'établissements ainsi qu'aux actions de coopération,

- précise les dispositions relatives à la gestion des ressources humaines dans le cadre d'un projet social,

- fixe les éléments financiers, tant en fonctionnement qu'en investissement, nécessaires à la mise en œuvre des objectifs,

- mentionne le calendrier d'exécution et les modalités de suivi et d'évaluation de son exécution.

II-2-5. Les référentiels concernant l'activité de préparation centralisée

Les référentiels de bonnes pratiques de préparation et de bonnes pratiques de pharmacie hospitalière

Selon l'article R5126-14 du CSP créé par le décret n°2000-1316 du 26 décembre 2000, les pharmacies à usage intérieur fonctionnent conformément aux bonnes pratiques de pharmacie hospitalière.

C'est le 5 novembre 2007 que en regard de l'article L5121-5 du CSP, le directeur de l'AFSSAPS par décision valant arrêté, rendait opposable le référentiel de bonnes pratiques de préparation.

Référentiels de la commission du médicament et des dispositifs médicaux stériles

Selon l'article R5126-48 du CSP, la COMEDIMS se réunit au moins trois fois par an. Elle élabore un rapport annuel d'activité. Dans les établissements publics de santé, ce rapport est transmis aux instances prévues au dernier alinéa de l'article R6144-30-1 du CSP. Dans les établissements de santé privés, ce rapport est transmis à la commission médicale ou à la conférence médicale, au directeur de l'établissement ainsi qu'au conseil d'administration ou à l'organe qualifié qui en tient lieu.

La COMEDIMS participe par ses avis à l'élaboration :

1° De la liste des médicaments et dispositifs médicaux stériles dont l'utilisation est préconisée dans l'établissement ;

2° Des recommandations en matière de prescription et de bon usage des médicaments et des dispositifs médicaux stériles et de lutte contre la iatrogénie médicamenteuse.

Référentiel de bon usage de l'Institut national du cancer

Selon le décret n° 2005-419 du 3 mai 2005 relatif à l'INCa, article D1415-58 du CSP, au titre de sa mission de coordination des actions de lutte contre le cancer, l'Institut émet toute proposition ou recommandation à l'attention du ministre chargé de la santé, du ministre chargé de la recherche et du ministre chargé de l'enseignement supérieur permettant d'améliorer le dispositif de lutte contre le cancer.

L'article L162-12-15 du CSP, modifié par la loi n°2004-810 du 13 août

2004, relatif aux référentiels opposables rend l'observance des exigences élaborées par les instances de santé obligatoire. Dans le texte de loi ne sont mentionnés que l'AFSSAPS et la HAS car l'INCa ne fut créée qu'en 2005.

Cependant comme nous l'avons vu dans le premier chapitre les référentiels de ces trois instances de santé sont co-validés par les trois instances.

Référentiel régional de bon usage du médicament

Selon la circulaire de la DHOS n° 2005-101 du 22 février 2005 relative à l'organisation des soins en cancérologie, le réseau régional de cancérologie élabore les référentiels régionaux à partir des recommandations nationales. De plus la circulaire de la DHOS, la CNAMTS, et l'INCa n°2007-357 du 25 septembre 2007 relative aux réseaux régionaux de cancérologie mentionnait que le plan de mobilisation nationale contre le cancer 2003-2007 prévoyait la mise en place, au plus tard en 2007 de réseaux régionaux de cancérologie (RRC). Ces réseaux avaient des missions particulières dans l'organisation régionale de la cancérologie précisées dans la Circulaire du 22 février 2005 et étaient soumis à une procédure spécifique de labellisation par l'INCa de leurs référentiels.

A) Référentiels de BPPH, et de BPP

Le RBPPH

La loi du 8 décembre 1992 définit pour la première fois la Pharmacie à Usage Intérieur (PUI) des établissements de santé ainsi que les activités dont elle a la charge (annexe n°2). Le décret n° 2000-1316 du 26 décembre 2000, paru au journal officiel du 30 décembre 2000, relatif aux pharmacies à usage intérieur prévoit que celles-ci fonctionnent conformément aux bonnes pratiques de pharmacie hospitalière dont les principes sont fixés par arrêté du ministre chargé de la santé.

Le référentiel du RBPPH est un document qui s'adresse à l'ensemble des activités de la PUI, il fixe donc des règles générales non spécifiques à la préparation centralisée.

Le RBPP

Les chapitres spécifiques à l'activité de préparation des produits anticancéreux sont les chapitres 6 et 7 du référentiel des bonnes pratiques de préparation.

B) <u>Critères réglementaires de l'autorisation</u>

Le demandeur de l'autorisation :

1° Est membre d'une coordination des soins en cancérologie, soit un réseau régional reconnu par l'Institut national du cancer, soit, à défaut, un réseau territorial dont la convention constitutive a été approuvée par le directeur de l'agence régionale de l'hospitalisation ;

2° Dispose d'une organisation, mise en place le cas échéant conjointement avec d'autres titulaires d'une autorisation de traitement du cancer, qui assure à chaque patient :

a) L'annonce du diagnostic et d'une proposition thérapeutique fondée sur une concertation pluridisciplinaire selon des modalités conformes aux référentiels de prise en charge définis par l'Institut national du cancer en application du 2° de l'article L. 1415-2 du CSP et traduite dans un programme personnalisé de soins remis au patient ;

b) La mise en œuvre de traitements conformes à des référentiels de bonne pratique clinique définis par l'Institut national du cancer en application du 2° de l'article L. 1415-2 du CSP ou, à défaut, conformes à des recommandations faisant l'objet d'un consensus des sociétés savantes.

3° Satisfait aux critères d'agrément définis par l'Institut national du cancer en application du 2° de l'article L. 1415-2 du CSP en matière de qualité de la prise en charge des affections cancéreuses.

C) Critères d'agrément de l'activité de chimiothérapie délivré et contrôlé par l'INCa

Dans tout établissement titulaire de l'autorisation de traitement du cancer par la modalité de chimiothérapie, prévue à l'article R.6123-87 du CSP, les critères suivants de qualité de la prise en charge sont respectés. La pratique de la chimiothérapie anticancéreuse correspond aux traitements médicaux utilisant l'ensemble des médicaments anticancéreux et des biothérapies, quelque soit leur mode d'administration par voie générale, y compris la voie orale.

1 - L'établissement dispose à plein temps d'au moins un des médecins répondant aux qualifications requises par l'article D.6124-134 du CSP.

2 – Au moins un médecin, ayant les titres ou qualifications mentionnés à l'article D. 6124-134 du CSP et intervenant dans son domaine de compétence, participe, soit physiquement, soit par visioconférence, à la réunion de concertation pluridisciplinaire (RCP) au cours de laquelle le dossier d'un patient susceptible de recevoir une chimiothérapie est présenté.

3 - Le dossier de tout patient devant être traité par chimiothérapie contient notamment le compte rendu de la RCP, qui indique la proposition de traitement et ses modalités d'application, en particulier le niveau d'environnement de sécurité requis.

4 - Le programme personnalisé de soins (PPS) présenté au patient comporte au moins les informations suivantes:

- le calendrier prévisionnel des séances et des examens,

- les lieux de prise en charge,

- les modalités d'application et d'administration,

- les modalités de surveillance,

- les modalités de prise en charge des effets secondaires,

- les coordonnées de l'établissement et de la personne à joindre en cas de besoin.

5 - L'accès, sur place ou par convention, à la mise en place des dispositifs intraveineux de longue durée (DIVLD) est organisé.

6 - Le plan de formation de l'établissement comporte des formations spécifiques à la prise en charge des patients traités par chimiothérapie pour le personnel soignant concerné.

7 - Une démarche qualité, comportant notamment des réunions pluri-professionnelles régulières de morbi-mortalité sur les événements sentinelles, est mise en place.

8 - Une auto-évaluation des pratiques en chimiothérapie est réalisée annuellement dans l'établissement, au moyen d'indicateurs définis par l'Institut national du cancer, et dans le cadre du suivi de la qualité de la pratique prévu à l'article R. 6123-95 du CSP relatif au CPOM. Ces données, anonymisées, sont transmises à l'Institut national du cancer en vue d'une synthèse à l'échelle nationale.

9 - Les dossiers des patients atteints de sarcomes des os et des parties molles sont discutés dans une réunion de concertation pluridisciplinaire

régionale ou interrégionale spécifique, à laquelle participe au moins un médecin qualifié spécialiste en oncologie germinale est prise à l'issue de la RCP par un médecin qualifié spécialiste en oncologie médicale.

10 - La décision de mise en œuvre d'un traitement de chimiothérapie pour une tumeur

Rappelons pour l'établissement qui n'est pas centre de référence, disposer d'une unité de préparation centralisée n'est pas une obligation. Cependant le CBU dans sa dernière version stipule que les établissements quels qu'ils soient, doivent effectuer les préparations de produits anticancéreux dans une unité de préparation centralisée sous la responsabilité effective d'un pharmacien. La sous-traitance, ou la mutualisation sont autant de solutions qui se présentent.

11 - Dans l'attente de la mise en place d'une unité centralisée, la préparation des anticancéreux est réalisée sous la responsabilité d'un pharmacien, dans des locaux dédiés, sous isolateur ou sous une hotte à flux d'air laminaire vertical avec évacuation vers l'extérieur.

12 - Une procédure permettant de réaliser une chimiothérapie en urgence est formalisée par écrit.

13 – La pharmacie dispose de la liste des protocoles de chimiothérapie couramment administrés dans l'établissement. La préparation, la dispensation et le transport de la chimiothérapie sont tracés à la pharmacie.

14 - Les modalités d'application et d'administration des médicaments anticancéreux sont formalisées et indiquent notamment : le nom des produits en DCI, les doses, la durée et la chronologie d'administration et

les solvants.

Les consignes de surveillance, précisées par type de surveillance et par chronologie, et la conduite à tenir en cas de complications sont également formalisées.

15 - La prescription, informatisée ou établie sur une ordonnance pré-imprimée, l'administration et les observations sur la tolérance immédiate de la chimiothérapie sont tracées dans le dossier patient.

D) <u>Modalités d'autorisation et de maintien de l'activité</u>

Selon l'article R6123-89 CSP l'autorisation ne peut être délivrée ou renouvelée que si le demandeur respecte les seuils d'activité minimale annuelle arrêtés par le ministre chargé de la santé en tenant compte des connaissances disponibles en matière de sécurité et de qualité des pratiques médicales. Ces seuils concernent certaines thérapeutiques, éventuellement par appareil anatomique ou par pathologie, déterminées en raison de leur fréquence, ou de la complexité de leur réalisation ou de la prise en charge ultérieure sur les trois années écoulées.

Toutefois, à titre dérogatoire, la première autorisation peut être accordée à un demandeur dont l'activité prévisionnelle annuelle est, au commencement de la mise en œuvre de cette autorisation, au moins égale à 80 % du seuil d'activité minimale prévu à l'alinéa précédent sous la condition que l'activité réalisée atteigne le niveau de ce seuil au plus tard dix-huit mois après la visite de conformité. Ce délai est porté à trente-six mois lorsque cette autorisation concerne l'activité de chimiothérapie. Lorsque l'autorisation est accordée pour l'exercice de l'activité de soins sur plusieurs structures de soins dépendant d'un même titulaire, les seuils et la réalisation d'activité minimale annuelle mentionnés aux trois alinéas précédents sont applicables à chacune de ces structures.

II-3-2. Personnel

Dans la suite de ce sujet il est important de bien comprendre qu'il existe plusieurs types de personnels au sein d'une unité de préparation centralisée, et qu'un même individu peut être assimilé à différentes catégories selon le poste qu'il occupe.

Effectivement on peut tout d'abord dissocier le personnel manipulant du reste du personnel. De plus il est important de faire la distinction du personnel qui appartient à la PUI sans être spécialisé dans une tâche propre à l'activité de celle-ci, et distinguer les différents niveaux de responsabilité.

A) Principes et généralités concernant l'ensemble du personnel

Selon le chapitre 2 du RBPPH, la pharmacie à usage intérieur dispose d'un personnel qualifié, compétent et en nombre suffisant pour mener à bien les missions définies par le code de la santé publique ainsi que celles qui lui sont confiées dans le cadre de l'organisation générale de l'établissement.

Les responsabilités individuelles sont comprises par chacun des membres du personnel et définies par écrit. L'étendue des responsabilités conférées à une seule personne n'entraîne aucun risque pour la qualité, elle est adaptée à ses compétences et à sa disponibilité. Tous les membres du personnel connaissent et appliquent les bonnes pratiques de pharmacie hospitalière qui les concernent. Chacun des membres du personnel bénéficie d'une formation initiale et continue, adaptée aux tâches qui lui sont confiées. Des instructions d'hygiène en rapport avec l'activité exercée sont édictées. L'ensemble du personnel de la pharmacie à usage intérieur est soumis aux dispositions de l'article L 226-13 du code pénal concernant le secret professionnel.

La gérance d'une pharmacie à usage intérieur (ch.2.2 du RBPPH) est assurée par un pharmacien qui est assisté par un ou plusieurs pharmaciens dont il définit par écrit les attributions. Les pharmaciens de la PUI exercent personnellement leur profession. Ils peuvent se faire aider par des préparateurs en pharmacie qui exercent leurs fonctions sous la responsabilité et le contrôle effectif d'un pharmacien. D'autres catégories de personnel peuvent être affectées à la PUI pour y effectuer, sous la responsabilité du pharmacien, des tâches particulières, notamment des cadres infirmiers, infirmiers, aides-soignants, agents hospitaliers, techniciens de laboratoire, secrétaires, agents administratifs…

Les préparateurs en pharmacie peuvent se voir confier des missions d'encadrement et des actions de formation.

Les PUI autorisées accueillent des internes en pharmacie et des étudiants hospitaliers en pharmacie. L'interne en pharmacie participe à l'ensemble des activités du service dans lequel il est affecté, par délégation et sous la responsabilité du pharmacien auprès duquel il est placé. Les étudiants hospitaliers (externes) en pharmacie participent à l'activité de la pharmacie sous la responsabilité des pharmaciens et sous la surveillance des internes en pharmacie.

B) <u>Organisation</u>

Un organigramme précis de la PUI est établi (ch 2.3 du RBPPH). Ainsi le respect de la réglementation quant à la présence effective d'un pharmacien en unité de préparation centralisée devra faire apparaitre sur l'organigramme un pharmacien responsable de la préparation centralisée. Des fiches de fonction écrites définissent les tâches spécifiques des membres du personnel assumant des responsabilités, ils sont investis de l'autorité nécessaire pour les exercer. Comme précédemment vu un même individu peut occuper différents postes selon la fiche de fonction qui lui est propre.

Des fiches de poste définissent chaque poste de travail, elles fixent les attributions de chacun au poste qu'il occupe. En fonction de ces fiches de postes on définira la catégorie de personnel manipulant ou non.

C) <u>Protection du personnel</u>

C-(a) <u>Généralités</u>

Tout membre de l'équipe selon le chapitre 2.5 du RBPPH, subit une visite médicale d'embauche dont le niveau d'exigence est adapté à l'activité de préparation centralisée. Des visites supplémentaires, autant que nécessaire, sont pratiquées en fonction du type de travail et de l'état de santé du personnel. Les mesures de protection adaptées sont déterminées pour les activités de la PUI qui le nécessitent, en fonction des textes en vigueur, en liaison avec le médecin du travail et, le cas échéant, le Comité d'Hygiène, de Sécurité et des Conditions de Travail (CHSCT).

Nous verrons tout d'abord la réglementation concernant la protection du personnel et les textes qui correspondent à ce type d'activité. Ensuite nous verrons les textes du référentiel de bonnes pratiques de préparation qui est adapté à une telle activité.

C-(b) Réglementation du code du travail concernant la protection du personnel

Responsabilité de l'employeur ou de son représentant

Dans l'intérêt de la santé et de la sécurité au travail selon l'article L4411-1 du CT, la fabrication à quelque titre que ce soit ainsi que l'utilisation des substances et préparations dangereuses pour les travailleurs peuvent être limitées, réglementées ou interdites. Conformément aux instructions qui lui sont données par l'article L4122-1 CT, il incombe à chaque travailleur de prendre soin, en fonction de sa formation et selon ses possibilités, de sa santé et de sa sécurité ainsi que de celles des autres personnes concernées par ses actes ou ses missions au travail.

Les instructions de l'employeur précisent, en particulier lorsque la nature des risques le justifie, les conditions d'utilisation des équipements de travail, des moyens de protection, des substances et préparations dangereuses. Elles sont adaptées à la nature des tâches à accomplir.

Les dispositions de l'article précédant sont sans incidence sur le principe de la responsabilité de l'employeur.

Définition juridique des substances ou préparations dangereuses

Selon l'article R.4411-6 du CT, les substances et préparations considérées comme dangereuses correspondent aux catégories suivantes : très toxiques,

toxiques, irritantes, sensibilisantes, cancérogènes, toxiques pour la reproduction, dangereuses pour l'environnement.

De plus selon l'article R4412-3 du CT, tout agent chimique qui, bien que ne satisfaisant pas aux critères de classement, en l'état ou au sein d'une préparation, peut présenter un risque pour la santé et la sécurité des travailleurs en raison de ses propriétés physico-chimiques, chimiques ou toxicologiques et des modalités de sa présence sur le lieu de travail ou de son utilisation.

Les moyens matériels de protection

Selon l'article R4412-68 du CT, lorsque le remplacement d'un agent cancérogène, mutagène ou toxique pour la reproduction par une substance, une préparation ou un procédé sans danger ou moins dangereux pour la sécurité ou la santé n'est pas réalisable, l'employeur prend les dispositions nécessaires pour que la production et l'utilisation de l'agent cancérogène, mutagène ou toxique pour la reproduction aient lieu dans un « système clos » en l'occurrence, un isolateur, ou un équipement de type PSM IIB.

Les mesures de protection

Selon l'article L4121-1 du CT, l'employeur prend les mesures nécessaires pour assurer la sécurité et protéger la santé physique et mentale des travailleurs.

Ces mesures comprennent :

1° Des actions de prévention des risques professionnels

2° Des actions d'information et de formation

74

3° La mise en place d'une organisation et de moyens adaptés.

De plus toujours selon l'article L4121-1 du CT, l'employeur veille à l'adaptation de ces mesures pour tenir compte du changement des circonstances et tendre à l'amélioration des situations existantes.

Selon l'article L4121-2 du CT, l'employeur met en œuvre les mesures prévues à l'article L4121-1, sur le fondement des principes généraux de prévention suivants :

1° Eviter les risques

2° Evaluer les risques qui ne peuvent pas être évités

3° Combattre les risques à la source

4° Adapter le travail à l'homme, en particulier en ce qui concerne la conception des postes de travail ainsi que le choix des équipements de travail et des méthodes de travail et de production, en vue notamment de limiter le travail monotone et le travail cadencé et de réduire les effets de ceux-ci sur la santé

5° Tenir compte de l'état d'évolution de la technique

6° Remplacer ce qui est dangereux par ce qui n'est pas dangereux ou par ce qui est moins dangereux

7° Planifier la prévention en y intégrant, dans un ensemble cohérent, la technique, l'organisation du travail, les conditions de travail, les relations sociales et l'influence des facteurs ambiants, notamment les risques liés au harcèlement moral, tel qu'il est défini à l'article L. 1152-1

8° Prendre des mesures de protection collective en leur donnant la priorité sur les mesures de protection individuelle

9° Donner les instructions appropriées aux travailleurs.

Evaluation des risques et prévention

Selon l'article L4121-3 du CT, l'employeur, compte tenu de la nature des activités de l'établissement, évalue les risques pour la santé et la sécurité des travailleurs, y compris dans le choix des procédés de fabrication, des équipements de travail, des substances ou préparations chimiques, dans l'aménagement ou le réaménagement des lieux de travail ou des installations et dans la définition des postes de travail. De plus selon l'article R4412-66 du CT, l'employeur consigne le résultat de ses investigations dans le document unique d'évaluation des risques. A la suite de cette évaluation toujours selon l'article L 4121-3, l'employeur met en œuvre les actions de prévention ainsi que les méthodes de travail et de production garantissant un meilleur niveau de protection de la santé et de la sécurité des travailleurs. Il intègre ces actions et ces méthodes dans l'ensemble des activités de l'établissement et à tous les niveaux de l'encadrement.

D'après l'article L4121-4 du CT, lorsqu'il confie des tâches à un travailleur, l'employeur, compte tenu de la nature des activités de l'établissement, prend en considération les capacités de l'intéressé à mettre en œuvre les précautions nécessaires pour la santé et la sécurité.

Comité d'hygiène de sécurité et des conditions de travail

L'article L4612-8 du CT stipule que le comité d'hygiène, de sécurité et des conditions de travail (CHSCT), est consulté avant toute décision d'aménagement important modifiant les conditions de santé et de sécurité ou les conditions de travail et, notamment, avant toute transformation importante des postes de travail, d'un changement de produit ou de l'organisation du travail, avant toute modification des cadences et des normes de productivité. De plus l'article L4612-2 du CT mentionne que le CHSCT procède à l'analyse des risques professionnels auxquels peuvent être exposés les travailleurs de l'établissement ainsi qu'à l'analyse des conditions de travail. Il procède également à l'analyse des risques professionnels auxquels peuvent être exposées les femmes enceintes.

C-(c) Protection du personnel manipulant en unité de préparation centralisée

Ces préparations de médicaments contenant des substances dangereuses pour le personnel et l'environnement sont mentionnées dans le Chapitre 7 du RBPP. Le risque lié à la réalisation de la préparation dépend de la nature du produit et augmente avec :

- la concentration en produit à risque et sa toxicité intrinsèque ;

- la quantité de produit en contact direct avec l'environnement ;

- la dispersion du produit dans l'air ;

- le temps d'exposition.

La protection des personnes qui manipulent ces produits est assurée par la mise en place d'une organisation appropriée.

L'exposition aux produits à risque peut se faire :

- par contact direct (en particulier en cas de piqûre accidentelle);

- par ingestion ;

- par émission de vapeurs ;

- par aérosolisation ;

- par émission de poussières ;

- par émission d'éléments biologiques (bactéries, virus, médicaments contenant tout ou partie des Organismes Génétiquement Modifiés). Les risques de contact diffèrent selon que la manipulation des produits concerne des liquides ou des poudres (cf. chapitre 7.5.). Les préparations contenant des substances dangereuses suivent les règles générales du présent guide ainsi que celles des bonnes pratiques de pharmacie hospitalière.

D) **Formation du personnel**

Tout membre du personnel de la PUI selon le chapitre 2.6 du RBPPH, quelle que soit sa qualification, bénéficie d'une formation initiale et d'une formation continue adaptées aux tâches qui lui sont confiées. Le préparateur suivant la formation aux fonctions hospitalières bénéficie de formations spécialisées dans divers domaines hospitaliers, et notamment concernant la préparation centralisée. Il a le devoir d'actualiser ses connaissances dans son domaine et dans tout domaine relevant de son activité. Ainsi le préparateur n'ayant pas connu le nouveau cursus de formation hospitalière devra valider ses acquis professionnels.

Notons qu'il a accès à toute la documentation nécessaire relative à son activité. Sa formation continue est définie et planifiée en fonction des objectifs et des besoins de la PUI. Elle est enregistrée et évaluée périodiquement et en tant que de besoin pour toute tâche nouvelle ou particulière. Le remplacement du personnel en formation est assuré par un personnel de qualification équivalente.

Le personnel manipulant des substances dangereuses est selon le chapitre 7.2 du RBPP, qualifié et régulièrement formé. Une formation initiale et continue spécifique est donnée au personnel concernant la nature des produits manipulés, les risques encourus et les dispositifs de protection adaptés. Cette formation s'applique également au personnel affecté au nettoyage, à l'entretien, au réapprovisionnement de la zone, au transport des déchets. La protection des femmes enceintes ou allaitantes doit être assurée dans les conditions prévues par le droit du travail. L'habillage et les équipements sont adaptés à l'usage et au risque potentiel encouru, notamment au cours des opérations de nettoyage de l'intérieur de la zone de travail et de changement de matériel.

E) <u>Hygiène du personnel</u>

Il s'agit en effet d'une condition nécessaire pour garantir la stérilité des préparations réalisées. C'est donc un point très important du fonctionnement de l'unité qui est décrit dans le chapitre 6 du RBPP qui traite des préparations stériles. Le nombre de personnes présentes dans les zones de préparation est minimum. L'accès aux différentes zones est limité, le déplacement du personnel dans ces zones est maîtrisé.

Toutes les personnes (y compris le personnel de nettoyage et de maintenance) employées dans ces zones reçoivent une formation appropriée et évaluée. Cette formation comporte notamment des éléments d'hygiène et de microbiologie. Le personnel extérieur amené à pénétrer dans ces locaux (ex. : personnel de sociétés d'entretien ou de construction) est formé et surveillé attentivement.

Une propreté et une hygiène personnelle de haut niveau sont essentielles. Les membres du personnel participant à la préparation de médicaments stériles signalent toute affection qui pourrait constituer un risque de contamination. Il convient de prendre toutes les mesures nécessaires afin d'éviter la contamination des locaux et des préparations par toute personne présentant une infection. Les vêtements, y compris les gants, les masques et autres protections et leur qualité, sont adaptés aux préparations et aux classes des zones de travail. Ils sont portés de façon à protéger le produit des contaminations. Un vêtement protecteur propre et stérile, ainsi que masques, gants et autres protections sont portés par chaque opérateur en zone de classe A/B.

Les vêtements requis pour chaque classe sont décrits ci-dessous :

- Classe D : Les cheveux et, le cas échéant, la barbe sont couverts. Un vêtement protecteur normal et des chaussures ou des couvre-chaussures adaptés sont à porter. Des mesures appropriées sont prises en vue d'éviter toute contamination provenant de l'extérieur de la zone d'atmosphère contrôlée.

- Classe C : Les cheveux et le cas échéant, la barbe et la moustache sont couverts. Un vêtement constitué d'une veste et d'un pantalon ou d'une combinaison, serré aux poignets et muni d'un col montant, ainsi que de chaussures ou couvre-chaussures adaptés sont à porter. Le tissu ne libère virtuellement pas de fibres ou de particules.

- Classe A/B : Une cagoule enferme totalement les cheveux et, le cas échéant, la barbe et la moustache ; cette cagoule est reprise dans le col de la veste ; un masque couvre le visage pour éviter l'émission de gouttelettes.

Des gants de caoutchouc ou de plastique, stérilisés et non poudrés, ainsi que des bottes stérilisées ou désinfectées sont à porter. Le bas du pantalon est enserré dans les bottes, de même que les manchettes dans les gants.

Ce vêtement protecteur ne libère virtuellement ni fibres ni particules et retient les particules émises par l'opérateur.

Les montres-bracelets, le maquillage et les bijoux sont à exclure de ces zones.

Le changement et le lavage des vêtements s'effectuent selon une procédure destinée à minimiser la contamination des vêtements portés dans les zones d'atmosphère contrôlée ou l'apport de contaminants dans ces zones.

II-3-3. Locaux et équipements

En effet le cadre réglementaire définit les locaux de l'ensemble des activités de la PUI de façon générale. Cependant ce cadre réglementaire bien que ne donnant pas d'information spécifique quant à l'organisation des locaux et la détermination des équipements et matériels, est applicable à l'activité dont il est sujet. Cette réglementation constituée de lois et de décrets nous permettra de mieux délimiter les exigences apportées par les référentiels. Ainsi dans un second temps nous préciserons le cadre réglementaire grâce à l'étude des référentiels concernant ce sujet.

A) Réglementation concernant les locaux, équipements, matériels, système informatique et conditions techniques de fonctionnement

D'après l'article R5126-8 du CSP, les pharmacies à usage intérieur disposent de locaux, de moyens en personnel, de moyens en équipements et d'un système d'information leur permettant d'assurer l'ensemble des missions suivantes :

1° La gestion, l'approvisionnement, le contrôle, la détention et la dispensation des médicaments, produits ou objets mentionnés à l'article L. 4211-1 du CSP, ainsi que des dispositifs médicaux stériles ;

2° La réalisation des préparations magistrales à partir de matières premières ou de spécialités pharmaceutiques.

Selon l'article R5126-9 du CSP, sous réserve de disposer des moyens en locaux, personnel, équipements et systèmes d'information nécessaires, les pharmacies à usage intérieur peuvent être autorisées à exercer la réalisation de préparations magistrales, la reconstitution de spécialités.

Selon l'article R5126-11 du CSP, la conception, la superficie, l'aménagement et l'agencement des locaux de la PUI sont adaptés aux activités dont est chargée cette pharmacie. De plus, l'aménagement et l'équipement de la pharmacie permettent une délivrance rapide et aisée aux structures desservies.

Les locaux sont installés et équipés d'après l'article R5126-12 du CSP, de façon à assurer la bonne conservation, le suivi et, s'il y a lieu, le retrait de médicaments, produits ou objets, ainsi que de dispositifs médicaux stériles détenus par la pharmacie, de même que leur sécurité et celle du personnel concerné.

Enfin selon l'article R5126-3 une PUI peut desservir plusieurs sites géographiques relevant d'un même gestionnaire public ou privé à condition que la dispensation de médicaments, produits ou objets, ainsi que de dispositifs médicaux stériles dans les structures habilitées à assurer les soins dans chaque site puisse être assurée au minimum une fois par jour et dans des délais permettant de répondre aux demandes urgentes, dans les conditions fixées par les arrêtés du ministre chargé de la santé.

B) <u>Exigences opposables issues des référentiels</u>

La conception des locaux et les équipements sont définis par le RBPPH et le RBPP. Le RBPPH définit une conception des locaux et des équipements relative à la fonction générale d'une activité de la PUI quelle qu'elle soit en cohérence avec l'organisation d'un établissement de santé.

Le RBPP définit la conception des locaux et les équipements spécifiquement à l'activité de préparation des anticancéreux en tenant compte de ses impératifs.

B-(a) <u>Plan des locaux et descriptifs</u>

La mise en place d'une activité de préparation centralisée est soumise à autorisation dont les plans de l'unité en sont un critère. En effet ces plans doivent être conformes aux RBPP et au RBPPH. Voyons donc tout d'abord le RBPPH concernant les locaux, qui définit une conception générale puis dans un second temps le RBPP qui définit une conception spécifique à l'activité qui nous concerne.

B-(b) Accès aux locaux

Le chapitre 3 du RBPPH mentionne les mesures prises en vue de contrôler l'entrée des personnes non autorisées dans la PUI ainsi que dans certaines zones. Les locaux disposent d'une protection efficace contre tout risque d'effraction, complétée par des systèmes et une organisation appropriés de la surveillance. Les modalités d'organisation et de fonctionnement de la pharmacie (noms des pharmaciens, horaires d'ouverture...) font l'objet d'un affichage approprié, en tant que de besoin, à l'entrée de la PUI et aux entrées des locaux qui en dépendent, en particulier ceux destinés à la dispensation aux patients ambulatoires.

B-(c) Conception des locaux

Principe et généralités (chapitre 3 du RBPPH)

La PUI est implantée et organisée de manière à permettre des liaisons rapides et fiables avec les services cliniques et tous lieux où sont utilisés des médicaments, des dispositifs médicaux stériles et autres produits gérés par la pharmacie. Elle dispose en outre de tous les moyens matériels et logistiques pour répondre à chacune des missions définies à l'article L. 5126-5 du CSP (Annexe n°2), et autorisées (ARH et INCa en ce qui concerne l'autorisation d'implantation d'une unité de préparation centralisée).

Le dernier alinéa de l'article R. 5104-9 du CSP, prévoit qu'une PUI peut disposer de locaux implantés sur plusieurs emplacements distincts situés dans un même site géographique. En vertu de ces dispositions, les pharmacies à usage intérieur peuvent notamment organiser une ou plusieurs antennes pharmaceutiques dans l'établissement. On entend par antennes pharmaceutiques des locaux situés à proximité des unités utilisatrices, disposant de pharmaciens et de préparateurs en nombre suffisant pour répondre aux besoins de ces unités.

Les locaux sont situés, conçus, construits, adaptés et entretenus de façon à convenir à chacune des activités de la PUI, aux exigences de l'assurance de la qualité et de la réglementation en vigueur. Leur conception, leur plan, leur surface, leur agencement, et leur utilisation permettent d'assurer dans les meilleures conditions la préparation, le stockage, la circulation et la conservation des médicaments, des dispositifs médicaux stériles et de tous les produits dont la pharmacie a la charge ainsi que leur dispensation, ou leur acheminement dans le cas des produits de la préparation centralisée, en évitant toute atteinte à la qualité de ces produits. Les locaux permettent d'assurer toutes les tâches administratives et autres, incombant à un service de pharmacie, de préserver le secret professionnel, de respecter le droit des malades et d'assurer la sécurité des personnes.

Organisation générale (ch 3.3.1 du RBPPH)

Dans la PUI sont exercées des activités de différentes natures exigeant pour chacune d'elles des locaux ou zones spécifiques et adaptés. La documentation réglementaire, scientifique, technique et commerciale est localisée dans un lieu de superficie suffisante permettant son regroupement, son exploitation et sa consultation notamment informatisée. La PUI comprend des espaces réservés, spécifiques et adaptés aux archivages,

85

garantissant la confidentialité et la conservation des données selon la réglementation en vigueur.

Une zone de stockage différenciée et sécurisée est prévue pour les produits refusés par la PUI, les produits rappelés par le ministre chargé de la santé, le directeur général de l'Agence Française de Sécurité Sanitaire des Produits de Santé (AFSSAPS), ou le responsable de la mise sur le marché ainsi que les produits périmés.

Les fonctions d'enseignement et de recherche, le cas échéant, bénéficient de locaux appropriés au nombre d'étudiants et de chercheurs.

Concernant les parties communes réservées au personnel, les sanitaires, vestiaires, locaux d'entretien et salle de détente sont prévus en conformité avec le code du travail et les règlements de sécurité. Séparés des locaux et zones d'activités pharmaceutiques, ils sont conçus et situés dans ou à proximité des services.

Quant au reste des généralités concernant les locaux de la PUI, elles ne s'appliquent pas au cadre de l'UPC.

Ainsi le complément de ce référentiel se trouve dans les BPPs.

B-(d) Local et équipement de préparation

Local de préparation (ch 7.3 du RBPP)

Les locaux sont dédiés à cette activité de préparation contenant des substances dangereuses, sauf exception justifiée. En ce qui concerne les préparations stériles, les locaux répondent également aux dispositions du chapitre 6 "Préparation de médicaments stériles". La protection du produit, du personnel et de l'environnement est assurée, notamment par la mise en place d'un système d'assurance qualité.

Pour ces préparations contenant des substances dangereuses, le principe des fabrications « par campagne » dans les mêmes locaux peut être accepté à condition que des précautions particulières soient prises en termes de validations préalables et d'application des procédures de nettoyage, décontamination et de désinfection des locaux, des équipements et des matériels utilisés. Les locaux sont identifiés par une signalisation informative appropriée (pictogrammes avec précautions, risques, …).

La communication entre les différents locaux se fait par des sas adaptés et des dispositifs audio/visuels appropriés. Il est important que les pièces permettent un contact visuel entre les opérateurs pour faciliter la mise en œuvre de mesures correctives rapides en cas d'incident. Les mouvements d'entrée et de sortie des matières premières, des articles de conditionnement, des produits, du matériel et du personnel se font sans remettre en cause la sécurité du dispositif de protection.

Le local de stockage des matières premières et articles de conditionnement permet de limiter le nombre de ces matériaux dans le local de préparation et ainsi de faciliter le nettoyage et d'éviter les risques de bris ou de confusion. Les transferts se font par l'intermédiaire de conteneurs hermétiques étiquetés permettant un transfert sécurisé.

Toutes les surfaces (murs et sols, plans de travail, etc.) sont conçues pour une parfaite inertie chimique évitant les risques d'adsorption ou de fixation des produits à risque et sont faciles à nettoyer. Les évacuations d'eau et de fluides disposent de systèmes appropriés pour éviter la contamination de l'environnement. Le système de ventilation des locaux est indépendant et également conçu de façon à éviter la contamination de l'environnement.

Les renouvellements d'air sont suffisants pour éviter la contamination du local de préparation (cf. chapitre 6 "Préparation des médicaments stériles") et éviter l'accumulation de produits toxiques. La zone est en dépression par rapport à l'environnement extérieur, sauf en cas d'emploi d'un système de transfert étanche à l'intérieur de la ZAC placée en surpression. Les différentiels de pression des locaux sont à concevoir à la fois pour permettre de garantir la stérilité du produit fini (pour les préparations stériles) et le confinement des contaminants chimiques toxiques. Une zone de nettoyage du matériel et des équipements est spécialement affectée aux produits à risque.

Chapitre 7.4 du RBPP.

Les postes de sécurité microbiologique sont de type vertical, adaptés à la fabrication des produits à risque avec une évacuation extérieure appropriée à la protection de l'environnement et sans possibilité de mise en circulation dans le réseau d'air ambiant de l'établissement ou de l'officine. Ils sont dans un environnement adapté pour la réalisation de préparations stériles (cf. chapitre 6 "Préparation des médicaments stériles"). Lorsque le poste de sécurité microbiologique est au repos, un dispositif de fermeture approprié est nécessaire pour éviter tout risque éventuel de dissémination hors du poste de travail. Pour les préparations pulvérulentes non stériles, les isolateurs sont en dépression. L'environnement peut être non classé mais à accès contrôlé. Les enceintes sont conçues pour que les filtres soient remplacés et que la maintenance soit assurée en limitant la contamination.

B-(e) Zone environnante

Locaux de stockage (chapitre 3.3.3.2.1 du RBPPH)

Ils sont divisés en plusieurs zones spécialisées en fonction de la nature des produits détenus. Leurs dimensions permettent un aménagement intérieur assurant une circulation facile et un rangement fonctionnel.

Les surfaces apparentes des locaux de stockage sont lisses, imperméables et sans fissures afin de réduire l'accumulation de particules et de micro-organismes et de permettre l'usage répété de produits de nettoyage et, le cas échéant, de désinfectants. Les plafonds sont étanches et lisses.

Les équipements de stockage à basse température sont proportionnés aux besoins et pourvus de systèmes de contrôle et de sécurité qualifiés (alarmes, enregistrements...). Un système de secours est prévu en cas de 4.5677ts4.21119(u)3.99406(r)-0.5.99406(n)-4.55754(s)-4.4.244-4.321(m)16p88e9(on)16.883.

Les dispositifs médicaux stériles sont souvent volumineux et fragiles. Leur emballage possède une consistance, un aspect, une résistance au choc et à la déchirure variables et font l'objet de la plus grande attention pour éviter la perte de l'état stérile. Ils sont stockés dans des locaux d'un volume suffisant pour permettre de les conserver dans leur emballage secondaire.

B-(f) ZAC

Définition des zones d'atmosphère contrôlée (ch 6.4.1 du RBPP)

Les zones d'atmosphère contrôlée sont constituées de locaux et/ou d'équipements dont les qualités microbiologique et particulaire sont maîtrisées.

Les préparations stériles sont réalisées dans des zones d'atmosphère contrôlée qui sont classées selon leur niveau de contamination. Chaque opération de préparation requiert un niveau approprié de propreté de l'environnement de façon à réduire le risque de contamination particulaire ou microbienne des matières premières et des préparations terminées.

Afin de satisfaire aux conditions requises « en activité », ces zones sont conçues de manière à atteindre des niveaux définis de propreté de l'air au « repos ». On entend par « au repos », la situation où l'installation avec le matériel de production en place est achevée et opérationnelle, sans que les opérateurs soient à leur poste. On entend par « en activité », la situation où les installations fonctionnent selon le mode opératoire défini et en présence du nombre prévu de personnes.

Aux fins de préparation de médicaments stériles, 4 classes de zones d'atmosphère contrôlée sont distinguées :

Le tableau 1 donne les caractéristiques particulaires de ces différentes zones « au repos » et « en activité » (Annexe n°7).

Tableau 1 : Caractéristiques particulaires des différentes zones d'atmosphère contrôlée.

	Au repos		En activité	
Classe	Nombre maximal autorisé de particules par m3, de taille égale ou supérieure à			
	0,5 µm	5 µm	0,5 µm	5 µm
A	3520	20	3520	20
B	3520	29	352 000	2900
C	352 000	2900	3 520 000	29 000
D	3 520 000	29 000	Non défini	Non défini

Les indications données concernant le nombre maximal de particules au repos correspondent approximativement aux classifications de l'ISO : classes A : ISO 4.8, B : ISO 5, Classe C : ISO 7 (au repos) et ISO 8 (en activité), classe D : ISO 8.

Les caractéristiques particulaires indiquées dans la colonne « au repos » sont à respecter en l'absence de personnel, à l'arrêt de la fabrication après un temps d'épuration dépendant des caractéristiques de l'installation.

Les caractéristiques particulaires indiquées dans la colonne « en activité », pour la classe A, sont maintenues dans l'environnement immédiat de la préparation et/ou de son récipient lorsque ceux-ci sont en contact direct avec l'environnement (système ouvert).

En activité, il peut être admis qu'il n'est pas toujours possible de démontrer la conformité au niveau requis de contamination particulaire, lors de manipulation de composants stériles (matières premières, articles de conditionnement) générant des particules ou des gouttelettes.

Les opérations aseptiques sont fréquemment surveillées par des méthodes utilisant des boîtes de Pétri, des échantillons volumétriques d'air et des contrôles de surface (prélevés au moyen de géloses contact et/ou d'écouvillons). Les méthodes d'échantillonnage utilisées en activité ne doivent pas interférer avec la protection des zones. Les surfaces sont contrôlées selon une périodicité définie. Une surveillance microbiologique supplémentaire est également nécessaire en-dehors des phases de préparation, par exemple après les opérations de validation, de maintenance, de nettoyage ou de désinfection.

Les recommandations pour la surveillance microbiologique des zones d'atmosphère contrôlée sont présentées dans le tableau 2.

Tableau 2 : Recommandations pour la surveillance microbiologique des zones d'atmosphère contrôlée en activité.

	Limites recommandées de contamination microbiologique (a)			
CLASSE	Echantillon d'air ufc/m3	Boîtes de Pétri (diamètre 90 mm) ufc/4heures	Géloses de contact (diamètre 55 mm) ufc/plaque	Empreintes de gant (5 doigts) ufc/gant
A	<1	<1	<1	<1
B	10	5	5	5
C	100	50	25	-
D	200	100	50	-

Il s'agit de valeurs moyennes

b) certaines boîtes de pétri peuvent être exposées pendant moins de 4 heures

Au repos, les zones sont soumises à une surveillance régulière afin de contrôler la qualité particulaire correspondant aux différentes classes. Les zones sont soumises à une surveillance microbiologique « en activité » afin de détecter un niveau inhabituel de contamination.

Des seuils d'alerte et d'action appropriés sont définis pour les résultats de la surveillance particulaire et microbiologique. En cas de dépassement de ces limites, des procédures imposent des mesures correctives.

Les résultats de la surveillance sont pris en compte lors de la libération des préparations terminées.

B-(g) Critères de choix de la zone d'atmosphère contrôlée et de l'équipement

La zone d'atmosphère contrôlée peut être de différentes natures :

- un flux d'air laminaire (classe A) dans une salle d'atmosphère contrôlée ;

- un isolateur (classe A) en surpression ou en dépression.

g(1) Isolateur (ch 6.4.3 du RBPP)

Définition

L'isolateur est un équipement clos qui n'échange pas d'air non filtré ou de contaminants avec l'environnement adjacent et dont la stérilité est à assurer à l'intérieur. Il réalise une barrière physique étanche entre la préparation, le manipulateur et l'environnement.

Les isolateurs peuvent être constitués d'une paroi souple ou rigide dont le maintien de l'intégrité (étanchéité, absence de fuites) est régulièrement vérifié. L'isolateur est équipé d'un système de ventilation autonome, pourvu en amont et en aval de filtres HEPA. Le système de ventilation permet de placer l'isolateur en surpression ou en dépression avec un différentiel de pression correspondant aux recommandations du fabricant.

Les isolateurs permettant de préparer des médicaments stériles sont essentiellement en pression positive (surpression) par rapport à l'environnement externe (cf. chapitre 6.5.2. critères de choix de la zone d'atmosphère contrôlée), sauf dans les cas de préparations pulvérulentes non stériles où ils sont en dépression, l'environnement peut-être non classé mais en accès contrôlé (cf chapitre 7.4).

Accès à la zone de préparation:

Les opérations de transfert vers l'intérieur et vers l'extérieur de l'isolateur sont les plus importantes sources potentielles de contamination microbiologique. Ces opérations d'entrée et de sortie font l'objet de procédures validées et mises en application, prenant en compte les demandes urgentes éventuelles.

Les dispositifs de préparation et l'ensemble du matériel nécessaire à la préparation ou au contrôle dans l'isolateur sont obligatoirement soumis à un cycle de stérilisation.

Les entrées dans l'isolateur de travail sont réalisées stérilement selon un processus validé, soit par la mise en œuvre d'une technique de stérilisation chimique, soit à l'aide de dispositifs de transfert étanches.

La stérilisation chimique peut être obtenue par un gaz stérilisant, notamment l'acide peracétique ou le peroxyde d'hydrogène. Il convient de valider cette opération.

Une surveillance en routine est effectuée et comprend notamment des essais d'étanchéité de l'isolateur, de ses annexes et des gants de manipulation.

g(2) <u>Hotte : Zone d'atmosphère contrôlée équipée d'un flux d'air laminaire (ch 6.4.2 du RBPP)</u>

Cette zone d'atmosphère contrôlée est constituée de locaux dont le renouvellement d'air associé à un système de filtration haute efficacité pour les particules de l'air (HEPA) permet de répondre aux classes d'empoussièrement définies dans le chapitre 6.4.1 du RBPP.

Pendant la préparation, une alimentation en air filtré maintient une pression positive en toutes circonstances. Tout dysfonctionnement du système de traitement d'air est détecté et signalé par une alarme.

Le schéma aéraulique n'augmente pas le risque de contamination ; il convient, par exemple, d'éviter que la circulation de l'air n'entraîne les particules provenant d'une personne, d'une opération ou d'une machine, vers une zone de plus haut risque pour la préparation.

Le schéma aéraulique devra tenir compte également du risque pour le manipulateur et pour l'environnement.

Une surveillance en routine des zones d'atmosphère contrôlée est effectuée et comprend des essais de laminarité, de vitesse, de débit et d'intégrité des filtres.

g(3) <u>Préparation aseptique et filtration stérilisante pour les substances dangereuses</u>

Tableau 3 : classification en zone d'atmosphère contrôlée.

	Zone de préparation	Environnement immédiat
Isolateur en dépression	Classe A	Classe C
Isolateur en surpression***	Classe A	Classe D
Salle à atmosphère contrôlée avec hotte à flux d'air laminaire	Classe A	Classe B* Classe C**

* : en cas de risque de contamination microbiologique élevé

** : en cas de risque de contamination microbiologique faible

*** : utilisation possible si emploi d'un système de transfert étanche à l'intérieur de l'isolateur

Le choix des installations et équipements fait l'objet d'une analyse de risques préalable et documentée, prenant en compte la nature des produits manipulés, la protection des personnes et de l'environnement.

Les locaux sont placés en surpression par rapport à l'environnement extérieur. Les écarts de pression entre locaux adjacents relevant de classes différentes sont de 10 à 15 Pascals et sont surveillés. Les zones entre lesquelles il est important de maintenir une différence de pression sont équipées d'un indicateur de gradient de pression et ce gradient de pression est régulièrement relevé ou consigné de toute autre manière et si possible relié à un système d'alarme.

Une gradation de la qualité particulaire et microbiologique est respectée entre les différents locaux afin que la zone de préparation située sous un flux d'air laminaire présente les qualités particulaire et microbiologique les plus élevées (classe A). Une circulation d'air par rapport aux zones voisines de classe inférieure et un balayage efficace de la zone sont maintenus.

L'entrée dans ces zones se fait par des sas réservés au matériel, aux matières premières et/ou au personnel. Les zones d'atmosphère contrôlée sont maintenues à un niveau de propreté approprié et sont alimentées en air filtré sur des filtres d'efficacité correspondant au niveau de propreté requis. Pour atteindre les classes B, C et D, le nombre de renouvellement d'air est adapté à la taille du local ainsi qu'aux équipements et effectifs qui y sont présents. Le système du traitement d'air est muni de filtres appropriés, tels que des filtres HEPA pour les classes A, B et C, et conçu pour que la totalité des effluents gazeux soient rejetés à l'extérieur de la pièce à distance de présence humaine et doivent protéger les opérateurs et l'environnement.

Les vestiaires sont conçus et utilisés comme des sas en vue de fractionner physiquement les différentes phases de l'habillage et de diminuer ainsi la contamination microbienne et particulaire des vêtements protecteurs.

Les différentes portes d'un sas ne peuvent pas être ouvertes en même temps.

g(4) Matériels

Dans la mesure du possible, les matériels, les appareils et les installations techniques sont conçus et installés afin que les interventions, l'entretien et les réparations soient effectués à l'extérieur de la zone d'atmosphère contrôlée.

Lorsque l'entretien des matériels est effectué au sein de la zone d'atmosphère contrôlée, et s'il apparaît que les conditions de propreté et/ou de stérilité n'ont pas pu être maintenues pendant les opérations d'entretien, cette zone est nettoyée, désinfectée et éventuellement stérilisée avant toute nouvelle préparation.

g(5) Nettoyage-Désinfection-Stérilisation

Le nettoyage, la désinfection et/ou la stérilisation des zones d'atmosphère contrôlée sont essentiels.

Les zones sont nettoyées de façon approfondie, conformément à une procédure validée.

L'aérosolisation de solutions désinfectantes permet de diminuer la contamination microbienne dans les zones d'atmosphère contrôlée. Le choix de ces solutions est validé.

L'utilisation d'un agent stérilisant par vaporisation dans l'isolateur et ses annexes est obligatoire.

Une surveillance microbiologique régulière des zones à atmosphère contrôlée est nécessaire en vue de détecter tout développement microbien.

La validation de la stérilisation est à effectuer avec l'utilisation d'une charge représentative de l'activité et à l'aide d'indicateurs biologiques.

g(6) Qualification des installations et équipements

Tous les équipements et installations de la zone d'atmosphère contrôlée sont qualifiés selon les textes, normes et référentiels en vigueur. A l'issue de la qualification des installations et équipements, les fréquences de contrôle d'air et de surface sont alors à prédéfinir en fonction de leur utilisation et des anomalies éventuellement rencontrées.

g(7) Maintenance

Une maintenance préventive régulière est réalisée selon des procédures et un plan préétabli. Les interventions n'affectent pas le fonctionnement des zones d'atmosphère contrôlée.

B-(h) Equipement et matériel léger : matériel de pesée, équipements de stockage à basse température, informatique etc...

Voyons d'abord le matériel de préparation

D'après le chapitre 7.4 du RBPP selon les produits et la nature des opérations effectuées, les matériels et les dispositions mis en œuvre sont adaptés aux risques encourus (risque de contamination croisée, risque de biocontamination, risque de contact cytotoxique,…). Le risque dépend également de la méthode de travail retenue. Les matériels de préparation non à usage unique utilisés pour les produits à risque sont dédiés à cette activité. Ils sont faciles à nettoyer pour limiter la contamination chimique.

Les équipements automatisés de conditionnement de l'air

Selon le chapitre 3 du RBPPH l'isolation, l'éclairage, la température, l'hygrométrie et la ventilation des locaux sont appropriés afin d'assurer une bonne conservation et la protection des médicaments, des dispositifs médicaux stériles et des autres produits détenus, ainsi que de bonnes conditions de travail du personnel.

L'équipement et le matériel général à l'ensemble de la PUI

Selon le chapitre 3.3.2 du RBPPH La PUI dispose de moyens de communication lui permettant d'assurer les missions de vigilance, d'information, d'analyse pharmaceutique des ordonnances et de formation qui lui sont dévolues : téléphone, télécopie, accès aux banques de données spécialisées (minitel, internet...).

Le matériel informatique et les logiciels sont conçus et installés de façon à éviter les erreurs, permettre le traitement des demandes urgentes, respecter le secret médical et la discrétion professionnelle. Ils permettent la sauvegarde et l'archivage de ces données conformément à la législation en vigueur. Le nombre de postes informatisés est adapté à l'activité et à l'effectif du personnel concerné. En cas de panne informatique, une solution manuelle, décrite par une procédure écrite et détaillée, permet la continuité de l'approvisionnement en médicaments et dispositifs médicaux stériles. Les informations sont accessibles et consultables par les seules personnes autorisées dans le respect du secret professionnel pendant toute la durée de leur conservation. Pour les données nominatives, une procédure prévoit le droit d'accès et de rectification en application de la loi 78-17 du 14 janvier 1978 dite « informatique et libertés ».

Le matériel informatique et les logiciels sont prévus pour s'intégrer dans le système d'information de l'établissement et permettre l'informatisation du circuit des produits gérés par la pharmacie. Toute modification des informations contenues, du système ou du programme informatique est effectuée par des personnes autorisées et selon une procédure établie. Elle est enregistrée et transmise au pharmacien assurant la gérance de la PUI.

Le matériel de préparation, de contrôle, de distribution, de dispensation et de transport est conçu, validé et entretenu en fonction de ses objectifs et de sa destination ; il est installé de façon à éviter tout risque d'erreur ou de contamination. La conception et l'installation de ces matériels permettent un nettoyage facile et minutieux, selon des procédures écrites détaillées. Le matériel de lavage et de nettoyage est choisi et utilisé de façon à ne pas être une source de contamination. Le matériel de transport est muni de systèmes d'inviolabilité.

Le matériel de préparation ne présente aucun risque pour le personnel et les produits. Les surfaces en contact avec les produits ne doivent pas réagir avec ceux-ci, ni les absorber, ni libérer d'impuretés.

Les balances et le matériel de mesure sont de portée et de précisions appropriées aux opérations de préparation et de contrôle.

Le matériel de mesure, de pesée, d'enregistrement et de contrôle est étalonné et vérifié à intervalles définis et par des méthodes appropriées. Les comptes-rendus de ces contrôles sont conservés.

Les tuyaux et les robinets inamovibles sont clairement étiquetés pour indiquer leur contenu et, le cas échéant, le sens de circulation du fluide.

Les canalisations d'eau distillée ou désionisée et, lorsque cela s'avère nécessaire, les autres conduites d'eau sont désinfectées conformément à des procédures écrites ; celles-ci précisent les contrôles, les seuils d'action en matière de contamination microbienne ainsi que les modalités à respecter.

Le matériel défectueux est retiré des zones de préparation et de contrôle ou au moins clairement étiqueté en tant que tel.

Des procédures écrites précisent pour chaque type de matériel les modalités de fonctionnement et de qualification, en tant que de besoin, ainsi que les modalités d'entretien, de réparation et de remplacement en cas de panne. L'ensemble de ces opérations ainsi que les visites d'entretien et de réparation du constructeur ou de l'organisme de maintenance sont enregistrés dans un système documentaire affecté à chaque instrument. Les notices d'utilisation et de maintenance sont mises à disposition du personnel utilisateur.

Le reste du RBPPH sont des lignes directrices particulières concernant notamment les dispositifs médicaux stériles.

B-(i) Nettoyage désinfection stérilisation

D'après le Chapitre 3 du RBPPH les sols, murs, plafonds et autres surfaces apparentes sont conçus pour permettre un nettoyage et, le cas échéant, une désinfection aisée. Les locaux ne permettent pas l'entrée d'insectes, ni d'animaux. Les locaux disposent des aménagements et installations adaptés à l'hygiène, à la protection et à la sécurité du personnel compte tenu de la nature des produits détenus et manipulés. Ils permettent d'éviter les contaminations biologiques, radio-isotopiques et chimiques. Cette protection est assurée à tout moment même en dehors des horaires d'ouverture.

II-3-4. Prescription

Les prescripteurs de médicaments anticancéreux figurent sur la liste des prescripteurs habilités à prescrire. Les dispositions contractuelles et notamment le CBU apportent des exigences adaptées à l'activité de préparation centralisée. Selon le CBU l'analyse de la prescription s'appuie entre autre sur les référentiels de bon usage du médicament régionaux qui proviennent du référentiel de bon usage du médicament élaboré par l'INCa. Il s'agit de documents permettant au pharmacien d'évaluer la pertinence des prescriptions par rapport aux exigences fixées par le contrat de bon usage.

A) Analyse pharmaceutique de la prescription

La prescription comprend la totalité du traitement du patient. L'analyse pharmaceutique de la prescription médicamenteuse comporte deux étapes, une étape d'analyse réglementaire et une étape d'analyse pharmaco-thérapeutique.

A-(a) L'analyse réglementaire

Selon l'article R5132-3 du CSP (concernant l'ensemble des médicaments contenant des substances vénéneuses), la prescription de médicaments ou produits destinés à la médecine humaine est rédigée, après examen du malade, sur une ordonnance et indique lisiblement :

- Le nom, la qualité et, le cas échéant, la qualification, le titre, ou la spécialité du prescripteur, le nom de l'établissement ou du service de santé ;

- La dénomination du médicament ou du produit prescrit, ou le principe actif du médicament désigné par sa dénomination commune, la posologie et le mode d'emploi, et, s'il s'agit d'une préparation, la formule détaillée ;

- La durée de traitement

- Les nom et prénoms, le sexe et l'âge du malade et, si nécessaire, sa taille et son poids.

A-(b) L'analyse pharmaco-thérapeutique

L'analyse pharmaco-thérapeutique consiste notamment à vérifier :

- la cohérence et la pertinence des prescriptions
- les redondances pharmaco-thérapeutiques
- les posologies (doses, durées et rythmes d'administration), ainsi que la dose cumulée des cures précédentes
- les modalités d'administration, la durée, et la chronologie
- le solvant et le volume de solvant
- les compatibilités ou incompatibilités physico-chimiques

105

- les interactions pharmacodynamiques, pharmacocinétiques, cliniques ou contenant-contenu
- les effets indésirables potentiels…

Il s'agit en fait de l'analyse classique d'une ordonnance qui est une obligation professionnelle. Rappelons que l'informatisation est un engagement des établissements dans la dernière version du CBU, et que de ce fait la prescription se fait via un logiciel d'aide à la prescription. Grâce à une banque de données informatiques sécurisées le suivi du dossier pharmaceutique permet au pharmacien d'effectuer l'analyse pharmaco-thérapeutique en toute rigueur (dose cumulée, nombre et jours d'intervalle entre les cures, molécules prescrites, épisode allergique, ou incident à l'administration etc…).

L'analyse de la prescription s'appuie obligatoirement sur les éléments suivants :

-Le dossier du patient devant être traité par chimiothérapie qui doit contenir notamment le compte rendu de la réunion de concertation pluridisciplinaire (RCP). Ce compte rendu indique la proposition de traitement et ses modalités d'application, en particulier le niveau d'environnement de sécurité requis. La décision de mise en œuvre d'un traitement de chimiothérapie pour une tumeur germinale est prise à l'issue de la RCP par un médecin qualifié spécialiste en oncologie médicale. Ces comptes rendus de RCP, peuvent être disponibles en ligne selon le niveau d'informatisation de l'établissement (le réseau interne à l'établissement étant bien entendu

106

sécurisé).

- les données acquises de la science (DAS). Il s'agit des recommandations émises par des sociétés savantes dans des domaines où les exigences opposables ne donnent pas de cadre réglementaire.

- les recommandations et les protocoles élaborés et validés par la COMEDIMS ou sous-commission de la CME. En effet comme nous l'avons vu précédemment l'établissement possède ses propres procédures et recommandations qui sont discutées et adoptées en réunion lors des COMEDIMS ou CME.

- La liste des protocoles de chimiothérapie couramment administrés dans l'établissement et définie en réunion pluridisciplinaire.

- les données pharmaco-économiques. Ces données concernent le niveau de dépenses totales allouées par l'établissement aux différents médicaments produits et prestations. Il important de distinguer les molécules onéreuses des autres molécules. Rappelons que le CBU concerne avant tout le bon usage des médicaments onéreux.

- Les référentiels de bon usage élaborés par l'INCa et co-validés par l'AFSSAPS, et la HAS. Rappelons que le RBU national est décliné en RBU régionaux qui sont ensuite labellisés par les autorités de santé.

B) Référentiels de bon usage du médicament de l'INCa

B-(a) Référentiels publiés à ce jour

Carcinomes épidermoïdes de la tête et du cou (juillet 2009)

Cancers urologiques et génitaux de l'homme (juillet 2009)

Cancers gynécologiques (mars 2009 - révision d'AMM de Gemzar® juillet 2009)

Cancers du sein (Août 2008 - Mise à jour pour HERCEPTIN® et TAXOTERE® mars 2009 - révision d'AMM de Gemzar® juillet 2009)

Cancers hématologiques de l'adulte (décembre 2008)

Cancers bronchiques et mésothéliomes pleuraux malins (juillet 2007 - Révision des AMM : décembre 2008 - Mise à jour avril 2009 - révision d'AMM de Gemzar® juillet 2009 – révision d'AMM d'ALIMTA® septembre 2009)

Cancers digestifs (janvier 2007 - Révision des AMM : décembre 2008 - Mise à jour mai 2009)

B-(b) <u>Rappel du contenu de ces référentiels</u>

Les référentiels de bon usage en cancérologie ne constituent pas des recommandations de pratique d'une discipline mais un classement des situations réglementairement admises sur la base d'une analyse scientifique de la littérature permettant une évaluation du rapport bénéfice-risque afin de justifier la prise en charge financière par l'Assurance-Maladie.

Les référentiels de bon usage en cancérologie :

1.rappellent les indications de l'AMM,

2.définissent les situations de prescriptions hors AMM temporairement acceptables et admises dans le cadre des seuls protocoles thérapeutiques temporaires (PTT), prévus par le décret n° 2005-1023 du 24 août 2005 relatif au contrat de bon usage.

3.arrêtent les situations hors AMM définies comme non-acceptables en raison d'un rapport bénéfices-risques défavorable.

Les protocoles thérapeutiques temporaires (PTT) correspondent à des situations hors AMM pour lesquelles le rapport bénéfices-risques est considéré comme favorable en fonction des données scientifiques disponibles au moment de leur élaboration. Les PTT ne se substituent pas à l'Autorisation de Mise sur le Marché (AMM), mais ont pour objectif de permettre un accès équitable aux médicaments innovants présentant un bénéfice en dehors des indications de l'AMM. Il s'agit donc de protocoles temporaires, évolutifs en fonction des nouvelles indications de l'AMM et de l'évolution des données scientifiques. Ils doivent être réévalués de façon régulière.

C) Le référentiel de bon usage régional

Déclinaison générale :

Les produits inscrits sur la liste des produits et prestations en GHS étant exclus du référentiel INCa, celui-ci n'est pas utilisable pour une pratique courante. Ainsi il est nécessaire d'avoir recours au référentiel régional élaboré par les réseaux qui prend en compte les protocoles « Standards » peu coûteux.

De plus dans le référentiel INCa les conditions de prescription sont peu souvent précisées. Dans les référentiels régionaux les protocoles à présenter en RCP sont bien distincts de ceux à discuter en RCP. Notons que les référentiels régionaux contrairement au référentiel INCa, séparent les protocoles pouvant être discutés en RCP, de ceux non autorisés en dehors d'essais cliniques.

Les référentiels régionaux sont constitués de trois catégories :

1.La catégorie A correspond aux protocoles à enregistrer en RCP.

Elle comporte les protocoles des groupes I et II des Référentiels de Bon usage nationaux, mais également les protocoles figurant dans les Thesaurus élaborés par les réseaux de cancérologie, ne comportant pas de produit inscrit sur la liste hors GHS.

Ces 3 sous-catégories sont respectivement dénommées *« A - I »*, *« A - II »* et *« A - Médicaments non inscrits sur la liste hors GHS »*.

2.La catégorie B correspond aux protocoles à discuter en RCP.

Elle regroupe les protocoles en annexe aux référentiels nationaux, pour lesquels une prescription est envisageable au cas par cas après discussion en RCP *« B - Annexe INCa »*.

3.La catégorie C correspond aux protocoles actuellement non autorisés dans l'inter-région.

Elle comporte les protocoles du groupe III des référentiels nationaux (rapport bénéfice/risque défavorable) et les protocoles en annexe, autorisés exclusivement dans le cadre d'un essai clinique. Ces 2 sous-catégories sont respectivement dénommées *« C - III »* et *« C - Annexe INCa »*.

D) Validation de la prescription

La validation est confirmée en considérant pour chaque préparation :

- l'intérêt pharmaco-thérapeutique qui s'appuie sur l'analyse pharmaco-thérapeutique.

- le bon usage de la préparation en termes d'objectif thérapeutique, d'ajustement thérapeutique, de meilleure acceptabilité, d'observance renforcée, de diminution des risques, de traçabilité de la prise ;

- le risque sanitaire vis-à-vis du patient ;

- la galénique et le contrôle en termes de réalisation technique (formulation, personnel, matériels, locaux) ;

- les textes en vigueur (CBU, référentiels de bon usage du médicament).

Dans le cas d'un changement de prescription décidé par le médecin suite à l'intervention du pharmacien, ou une décision de non réalisation d'une préparation, une fiche d'intervention pharmaceutique doit être rédigée et la décision doit être motivée et tracée.

II-3-5. Fabrication et contrôles

A) Conditions nécessaires à la préparation

A-(a) Le matériel

Selon le chapitre 7.4 du RBPP tout le matériel qui peut l'être, est à usage unique. Les matériels non à usage unique utilisés pour cette activité sont dédiés à cette activité. Ils sont faciles à nettoyer pour limiter la contamination chimique.

De plus d'après le RBPP chapitre 6.7 les accessoires, les récipients, le matériel et tout autre article nécessaire en zone d'atmosphère contrôlée lors de la préparation aseptique, sont stérilisés et introduits dans la zone selon un système validé de transfert ne permettant pas l'introduction de contaminants.

A-(b) La fiche de fabrication

La fiche de fabrication propre à chaque préparation selon le RBPP doit contenir les instructions de préparations, en autres le mode opératoire, et les instructions de conditionnement.

Les instructions de préparation (annexe A.6 du RBPP) comportent au moins :

-L'endroit où est effectuée la préparation et où sont les principaux matériels et appareils utilisés ;

-Les méthodes ou la référence des méthodes à utiliser pour la mise en service du matériel (par exemple pour le nettoyage, l'assemblage, l'étalonnage, la désinfection, la stérilisation…) ;

-La formulation unitaire et/ou des lots ;

-Des instructions détaillées (ou modes opératoires) pour chaque étape de la préparation (par exemple la vérification, les prétraitements et la séquence d'addition des matières premières, les temps de mélange, les températures...) ;

- Toute précaution particulière à observer.

Les instructions de conditionnement (annexe A.7 du RBPP) comportent normalement les éléments suivants ou portent les références correspondantes :

- La dénomination de la préparation ;

- La description de la forme pharmaceutique et, le cas échéant, le dosage en substance(s) active(s) ;

- La présentation exprimée en termes de nombre d'unités ou de poids ou de volume de la préparation dans le récipient final ;

- Une liste complète de tous les articles de conditionnement nécessaires à la production d'un lot standard, y compris leurs quantités, formats et types, ainsi que le numéro de référence des spécifications de chaque article ;

- Le cas échéant, un exemple ou une reproduction des articles de conditionnement imprimés et des modèles indiquant où sont apposés le numéro de lot et la date de péremption des préparations ;

- Les précautions particulières à observer, y compris l'examen soigneux préalable de la zone de conditionnement et du matériel pour s'assurer de l'absence de tout élément étranger au conditionnement ;

- Une description des opérations de conditionnement et du matériel à utiliser.

A-(c) Opérations préliminaires (chapitre 1.3.3 du RBPP)

Pour toute préparation, les règles suivantes sont respectées :

- s'assurer de la propreté du matériel, de la zone de travail et des locaux ;

- s'assurer du statut du matériel, notamment de son éventuelle qualification ;

- vérifier que toute matière première, ou article de conditionnement d'un lot précédent ou n'entrant pas dans la préparation, tout produit et tout résidu de préparation antérieure et document devenu inutile sont absents de la zone de travail.

Avant de commencer la préparation, le manipulateur rassemble sur le plan de travail les éléments nécessaires (matières premières, articles de conditionnement, matériels...), ainsi que la documentation nécessaire (procédures, instructions, dossier de lot de la préparation...). Il vérifie notamment la qualité des matières premières (limpidité pour les solutions, aspect pour les poudres, étiquetage, date de péremption), l'existence d'articles de conditionnement adaptés, l'intégrité des emballages et la date de péremption des matériels stériles éventuellement utilisés.

B) La préparation proprement dite

B-(a) Dispositions générales (chapitre 1.3.1 du RBPP)

Il est nécessaire de :

- réaliser une seule préparation à la fois afin d'éviter les risques d'erreurs et de contaminations ;

- confier à la même personne qualifiée au sens du CSP la réalisation de la totalité de la préparation ;

- ne pas interrompre cette personne avant la réalisation complète de la préparation ;

- respecter l'ensemble des procédures et instructions établies par écrit ;

- consigner par écrit dans le dossier de lot de la préparation toutes les données utiles à la garantie de sa qualité (cf. annexe A § A.9.) : les enregistrements sont effectués au moment où chaque action est réalisée.

B-(b) Prévention des contaminations croisées pendant la préparation (chapitre 1.3.2 du RBPP)

Les dispositions suivantes sont respectées :

- préparation des différentes formes pharmaceutiques dans des zones séparées ;

- dans le cas d'utilisation d'une même zone, pas de réalisation de préparations différentes en même temps ;

- production « par campagne » considérer le cas échéant ;

- mise en œuvre d'opérations de nettoyage et de désinfection appropriées et d'efficacité connue ;

- élimination des déchets ;

et chaque fois que nécessaire :

- traitement d'air approprié ;

- habillage protecteur et spécifique ;

- préparation dans des zones à atmosphère contrôlée.

B-(c) <u>Préparations de médicaments stériles (chapitre 6 du RBPP)</u>

<u>Condition de stérilité de la préparation</u>

La préparation des médicaments stériles impose des exigences particulières en vue de réduire les risques de contamination microbienne, particulaire et pyrogène. La garantie de la stérilité et des autres aspects qualitatifs des médicaments ne dépend pas uniquement de contrôles réalisés en fin de fabrication ou sur les préparations terminées, mais également de la qualité des matières premières et des articles de conditionnement, de la validation et la maîtrise des procédés de préparation et des contrôles microbiologiques et particulaires de l'environnement, ainsi que de la qualification du personnel.

Selon le chapitre 6.3 des BPPs, il existe deux types de risques :

- le risque pour la préparation et pour le patient (risque de contamination microbiologique) ;

- le risque pour le manipulateur et pour l'environnement (principes actifs toxiques, notamment médicaments anticancéreux, et médicaments contenant tout ou partie des Organismes Génétiquement Modifiés). Pour chacun de ces deux risques, il est possible d'individualiser des niveaux qui conditionnent le choix de l'équipement et de l'environnement. Si la préparation est réalisée en système clos avec du matériel stérile et non réutilisable (seringues, aiguilles, système de filtration, contenant final) et avec des matières premières stériles, le risque de contamination microbiologique est considéré comme faible.

Risque pour le personnel et pour l'environnement

Trois niveaux de risques sont individualisés en fonction de la présentation et des manipulations réalisées sur les produits à risque (cf. chapitre 7.5 du RBPP "Préparation de médicaments contenant des substances dangereuses").

Selon le chapitre 6.2.2 du RBPP la préparation aseptique est définie comme suit :

La préparation aseptique concerne toutes les préparations pour lesquelles la stérilisation dans le conditionnement final est impossible. L'objectif de la préparation aseptique est de maintenir la stérilité d'un produit obtenu à partir de composants stériles (matières premières, articles de conditionnement) en utilisant des matériels de préparation stérilisés selon les méthodes décrites à la pharmacopée.

Le moyen d'atteindre cet objectif est d'opérer dans des conditions et au sein d'installations conçues pour empêcher la contamination microbienne, c'est-à-dire dans une zone à atmosphère contrôlée.

La préparation aseptique réalisée en unité de préparation centralisée est une préparation aseptique en système clos.

-Préparation aseptique en système clos

Définition du système clos : "Procédé de répartition aseptique permettant le prélèvement et le transfert d'un produit stérile vers un autre contenant stérile dans lequel les systèmes de fermeture des contenants et le matériel de transfert restent en place pendant toute la durée du processus de transfert, uniquement assuré par une aiguille stérile, une tubulure stérile ou tout autre dispositif de transfert stérile. Le transfert du produit stérile est réalisé de telle manière qu'il ne soit jamais en contact avec l'environnement."

Les matières premières utilisées sont principalement des spécialités pharmaceutiques autorisées en France. Elles sont présentées sous forme de poudre ou de lyophilisat à reconstituer, de solution, de suspension ou d'émulsion.

Les préparations terminées sont des solutions stériles ou des systèmes dispersés stériles issus d'une ou plusieurs des opérations (transfert, dissolution, dilution) en système clos et présentées dans un contenant stérile adapté à l'administration.

Lorsqu'elle est envisageable, la préparation aseptique en système clos est la méthode de choix.

Principe de réalisation de la préparation stérile

Des précautions sont prises comme définies au chapitre 6.7 du RBPP, aux différents stades de la préparation pour diminuer les risques de contamination. Les activités sont limitées au minimum dans les zones d'atmosphère contrôlée, et particulièrement lors de préparations aseptiques.

118

Les mouvements des opérateurs présents dans la zone sont mesurés et méthodiques pour éviter l'émission de particules et d'organismes lors de mouvements trop vifs. La température ambiante et l'humidité sont maîtrisées, notamment en raison du type de vêtements portés dans ces zones classées. Dans la mesure du possible, les récipients et les produits susceptibles de libérer des particules ne sont pas introduits dans les zones d'atmosphère contrôlée. Les accessoires, les récipients, le matériel et tout autre article nécessaire en zone d'atmosphère contrôlée, lors de préparations aseptiques, sont stérilisés et introduits dans la zone selon un système validé de transfert ne permettant pas l'introduction de contaminants.

L'intervalle de temps entre le lavage, le séchage et la stérilisation des accessoires, des récipients et du matériel, ainsi qu'entre la stérilisation et l'utilisation, est le plus court possible. Une durée limitée est fixée en fonction des conditions de stockage.

Après leur nettoyage, les accessoires, les récipients et le matériel sont manipulés de façon à ne pas être recontaminés.

L'intervalle de temps entre le début et la fin de la préparation est le plus bref possible.

Rappelons qu'une procédure de réalisation d'une préparation en urgence doit être élaborée selon les critères d'agrément de l'INCa.

C) Contrôle

C-(a) Le contrôle de la stérilité

Selon le chapitre 6.8 du RBPP quelle que soit la taille du lot, la garantie de la stérilité est assurée par le respect d'un ensemble de conditions et de paramètres couvrant en particulier la qualification des installations et des équipements, la qualité des matières premières et des articles de conditionnement, la validation et la maîtrise des procédés de préparation et de stérilisation, les contrôles microbiologiques et particulaires de l'environnement et la formation initiale et continue du personnel.

La validation des procédés de préparation aseptique comprend une simulation du procédé à l'aide d'un milieu de culture. L'essai de simulation se rapproche le plus possible des procédés de préparation aseptique et en comprend toutes les étapes. Cette simulation est répétée après toute modification importante de l'équipement et du procédé. Le nombre de récipients contenant le milieu de culture est suffisant pour que l'évaluation soit fiable.

Il convient de veiller à ce que les opérations de validation n'entraînent aucun risque pour les préparations.

Le pharmacien en charge de la libération évalue le risque associé à la stérilité en prenant en compte notamment les différents paramètres critiques lui permettant d'avoir une garantie suffisante en vue de la libération de la préparation.

C-(b) Contrôle de la préparation terminée

Voyons maintenant les contrôles réalisés selon le chapitre 2.3.4 du RBPP, concernant les préparations terminées et la surveillance de l'environnement. Dans la mesure du possible, les contrôles sont effectués par une personne différente de celle ayant préparé le produit. Les contrôles dont les résultats font l'objet de comptes-rendus datés et signés, sont de différents types, notamment :

- les contrôles galéniques des différentes formes pharmaceutiques des préparations terminées ;

- le contrôle du conditionnement et de l'étiquetage de la préparation terminée ;

- tout autre contrôle possible rendu nécessaire par le caractère de la préparation terminée, notamment la teneur en substance(s) active(s).

C-(c) Contrôle de la dose contenue : analyses (chapitre 2.3.3 du RBPP)

Les méthodes d'analyse sont validées.

Les résultats des analyses datés et signés sont conservés dans le dossier de lot de la préparation et vérifiés en vue de s'assurer de leur cohérence. Tout calcul est soigneusement vérifié.

Les enregistrements des analyses comprennent au moins les données suivantes :

- le nom du produit, le cas échéant, son dosage ;

- le numéro de lot et le nom du fournisseur ;

- les références aux spécifications correspondantes et aux procédures écrites de contrôle ;

- les références des réactifs utilisés ;

- les résultats datés et signés des analyses, y compris les observations et les calculs, ainsi que les références à tout certificat d'analyse externe ;

- les dates des contrôles ;

- l'identification des opérateurs ;

- une décision d'acceptation ou de refus datée et signée.

Les produits ou solutions de réactifs préparés en vue d'un usage prolongé portent la date de leur préparation, l'identification de celui qui les a préparés et la date limite d'utilisation. Pour les réactifs instables et les milieux de culture, la date de péremption et les conditions particulières de conservation sont indiquées sur l'étiquette. De plus, pour les solutions titrées, la dernière date de titrage et le titre en cours sont indiqués.

Un registre de préparation doit être tenue à jours selon le RBPP (annexe 8) qui reprend l'ensemble des données concernant le patient traité, ainsi que le service demandeur, et le produit préparé, avec le numéro de lot.

Selon le chapitre 2.3.1 du RBPP tout document concernant un lot est conservé un an au minimum après la date de péremption du lot. Les autres données originales comme les cahiers de laboratoire et les enregistrements sont conservées 5 ans au minimum après la date de libération du lot.

Il est nécessaire de conserver certaines données comme les résultats

122

d'analyses et les données de surveillance de l'environnement, de façon à permettre l'étude de leur évolution dans le temps.

II-3-6. <u>Libération dispensation et administration</u>

L'évaluation des préparations terminées selon le chapitre 2.1 du RBPP, en vue de leur libération pour la dispensation, prend en compte l'ensemble des données nécessaires, y compris les contrôles des matières premières et des articles de conditionnement, les conditions de préparation, l'examen des documents de préparation, la conformité aux spécifications de la préparation terminée et l'examen du conditionnement final.

De plus selon les chapitres 1.5.4, et 7.11 du RBPP et 2.2 du RBPP, aucune préparation ne peut être libérée et distribuée avant que le pharmacien en charge ait certifié qu'elle réponde aux bonnes pratiques de préparations.

Selon le chapitre 7.11 du RBPP, toute préparation non conforme est identifiée et isolée. La non-conformité est déterminée, l'anomalie est enregistrée et une fiche de déclaration d'incident est rédigée. Selon le chapitre 1.5.5 les préparations non conformes sont détruites sur avis du pharmacien.

Selon le chapitre 7.9 du RBPP, les préparations sont transportées dans les conditions garantissant la qualité de la préparation. Le chapitre 5.4 du RBPP apporte quant à lui des précisions concernant un transport dans le cadre d'une sous-traitance. Dans ce cas les produits doivent être fermés dans un système clos avec code, sécurisé, garantissant des conditions particulières de conservation adaptées à la durée du transport. Le système clos ne pourra être ouvert qu'au sein de l'établissement receveur.

II-3-7. Assurance qualité

Le système qualité de la PUI selon le chapitre 1.1.2 du RBPPH s'intègre dans celui de l'établissement. Le pharmacien assurant la gérance est le responsable du système qualité des activités de la PUI sauf dispositions réglementaires contraires pour certaines activités qui sortent de son domaine de compétence. Il dispose des moyens nécessaires ; il s'appuie sur un personnel qualifié afin de garantir que le produit, le service rendu, l'activité et la prestation sont conformes aux objectifs et obligations de la PUI et de l'établissement ainsi qu'aux besoins et attentes des patients. Le système qualité est l'ensemble constitué par l'organisation, les processus, les procédures et les moyens nécessaires pour la mise en œuvre de la gestion de la qualité. Le système qualité mis en place au niveau de la PUI est cohérent avec l'organisation des services de l'établissement qui peuvent avoir une incidence sur ses activités ou ses prestations. Lorsque l'activité transversale de l'établissement (par exemple : le circuit du médicament ou la stérilisation des dispositifs médicaux) comporte une activité propre à la PUI, celle-ci met en place un système qualité compatible et complémentaire avec celui de l'établissement.

A) Gestion documentaire

Les documents se présentent selon le chapitre 1.3.1 du RBPPH et selon les textes réglementaires en vigueur sur tout support approprié (papier ou informatique). Les informations qui permettent de suivre un produit, une prestation ou une opération, d'en assurer la traçabilité et de participer aux systèmes de vigilance sont enregistrées.

Une procédure organise tout le système documentaire. Tout document est :

- créé, référencé, daté (la date à retenir est la date d'approbation si elle est différente de la date de création; la date d'application est également mentionnée) ;

- signé par chacune des personnes compétentes qui l'ont rédigé, validé et approuvé ;

- connu, compris et accessible à chaque personne qui l'utilise ;

- modifié en tant que de besoin par les personnes compétentes et autorisées ; il porte alors une nouvelle référence et fait l'objet du même plan de diffusion que le document précédent qui est systématiquement retiré et archivé.

A-(a) Différents types de documents (chapitre 1.3.2 du RBPPH)

Les différents types de documents sont hiérarchisés selon l'organisation définie ci-après.

a(1) Manuel qualité

Le manuel qualité énonce la politique qualité et décrit le système qualité mis en place.

Le titre et l'objet du manuel indiquent le champ d'application.

Il comporte au minimum :

- l'exposé de la politique qualité, les objectifs qualité,

- l'organigramme, les responsabilités et les relations entre les personnes qui dirigent, effectuent et vérifient les activités qui ont une incidence sur la qualité,

- l'organisation du système qualité mis en place avec le sommaire des procédures.

Il est mis à jour en fonction des évolutions du système qualité.

a(2) Procédures écrites

Une procédure écrite comporte pour une activité l'objet et le domaine d'application. Elle indique qui fait quoi, quand, où et comment, avec quels matériels, équipements, quels documents et comment ce qui est fait est maîtrisé et enregistré.

Sa réelle mise en œuvre est démontrée par des enregistrements adaptés et pertinents.

La procédure est rédigée et présentée afin de s'adapter à la complexité des tâches et des méthodes utilisées, ainsi qu'aux compétences et à la formation du personnel.

Elle est à la fois la mémoire de l'organisation, un outil de formation et la référence interne sur laquelle s'appuient les auto-évaluations et les audits.

a(3) Instructions - documents opérationnels - modes opératoires

Le détail de l'action à accomplir peut être défini par une instruction, un document opérationnel ou un mode opératoire lorsque la procédure le nécessite et le prévoit.

a(4) Documents d'enregistrement

Les documents d'enregistrement permettent de prouver que le produit a été obtenu ou que l'opération a été réalisée conformément aux exigences préalablement définies par écrit.

A-(b) Maîtrise des documents (chapitre 1.3.3 du RBPPH).

b(1) Création et modification :

La procédure de maîtrise des documents permet de s'assurer que lors de leur création et de leur modification, les documents comportent toutes les mentions définies.

b(2) Gestion et diffusion

La procédure de maîtrise des documents indique également :

- les modalités de diffusion des documents afin qu'ils soient connus, compris et accessibles et que seule la version en vigueur soit utilisée,

- le nombre de copies autorisées et diffusées ainsi que leur localisation, leurs destinataires et leurs utilisateurs,

- le mode d'identification, de conservation, de localisation et de classement des originaux,

- le mode de retrait des documents périmés.

b(3) <u>Archivage</u>

La procédure de maîtrise des documents concernant le système qualité décrit :

- les documents à archiver,

- le responsable de l'archivage,

- la durée de l'archivage,

- les modalités pratiques de l'archivage, ainsi que les modalités de conservation et de protection.

Les dispositions de cette procédure sont conformes à la réglementation en vigueur.

B) <u>Documents nécessaires à la validation de la faisabilité des préparations selon le chapitre 3.4.1 du RBPP</u>

Les critères de faisabilité de réalisation d'une préparation sont multiples et correspondent à des préoccupations réglementaires, scientifiques et techniques. S'il s'agit de médicaments expérimentaux, les principes énoncés sont également applicables à partir des éléments de faisabilité fournis par le promoteur. Afin de pouvoir obtenir les informations les plus correctes possibles et de permettre l'analyse de cette faisabilité, la pharmacie dispose et/ou a accès à des sources documentaires appropriées et actualisées.

Rappelons qu'il existe des procédures générales dont une partie a déjà été vue. Elles sont regroupées dans le chapitre 3.4.2 du RBPP. L'annexe 8 du même référentiel décrit le registre de préparation dont il a déjà été fait mention dans le chapitre relatif aux préparations.

Procédures spécifiques

En complément de la documentation décrite pour l'ensemble des préparations certaines procédures spécifiques sont mises en œuvre (chapitre 7.12 des BPPs):

- Les mesures de protection et de sécurité ;

- La mise à jour des fiches de données de sécurité ;

- La conduite à tenir en cas d'incident en cours de fabrication, de défaillance d'un dispositif, etc. ;

- Le nettoyage et inactivation si possible des produits à risque sur les surfaces inertes ;

- L'élimination des déchets ;

- La réception d'emballages endommagés ;

- La destruction des produits périmés et/ou non administrés.

Les interventions du personnel étranger au service, et notamment, celui des services d'entretien et de maintenance sont enregistrées.

La liste des antidotes, lorsqu'ils existent, est établie.

C) **Formation à la qualité**

Les besoins en formation sont identifiés et la formation de tout le personnel chargé d'une activité ayant une incidence sur la qualité est assurée.

D) <u>Maîtrise de la non-conformité</u>

Lorsque le produit fabriqué n'est pas conformes aux exigences, les procédures de maîtrise de non conformité s'appliquent.

La maîtrise d'une non conformité comporte :

- son identification,

- sa documentation,

- l'évaluation de ses conséquences,

- son traitement par une action corrective,

- sa notification aux personnes concernées,

- le suivi des actions correctives.

La maîtrise de la non conformité comprend, si nécessaire, la suspension du service ou de la prestation non conforme ainsi que le retrait et l'isolement du produit non conforme.

Les actions préventives consistent à maîtriser les causes d'une non conformité ou d'un défaut et de tout autre événement indésirable (potentiel) pour éviter qu'ils ne se produisent. Pour ce faire, toutes les sources d'informations relatives à la qualité (réglementation, enregistrements, etc.) sont prises en compte. Les actions correctives visent à empêcher le renouvellement des non conformités en éliminant leurs causes. Les actions préventives et correctives permettent de réduire progressivement ou de limiter les conséquences organisationnelles, financières et humaines de la non qualité, elles sont enregistrées. Selon le chapitre 7.11 du RBPP toute préparation non conforme est identifiée, isolée et conservée dans une protection adéquate jusqu'à la détermination de la cause de la non-conformité. Toute anomalie est examinée et enregistrée. Une action corrective est mise en œuvre dans les meilleurs délais.

Si la non conformité n'est pas due à une erreur de manipulation ni à un non-respect du mode opératoire et si l'anomalie a entraîné des effets indésirables graves ou inattendus non répertoriés dans la bibliographie, une déclaration est faite au centre régional de pharmacovigilance.

E) Sécurisation du circuit du médicament

Il s'agit là comme nous l'avons vu précédemment des engagements des établissements fixés par le CBU. La sécurisation a pour objectif tout d'abord la sécurité du patient. La traçabilité consiste à relier un dispositif médical ou un médicament avec un numéro de lot à un patient identifié et inversement. Tout produit ou médicament qui soit a été jugé non conforme, soit a fait l'objet d'un retrait par l'AFSSAPS ou le fabricant, peut être retiré du circuit du médicament à tout moment y compris au niveau du service de soins. La sécurisation a aussi un objectif de maitrise des dépenses de santé. En effet toute dispensation d'un nombre défini d'unité d'un médicament ou d'un produit sera justifiée par une prescription.

Cet indicateur du respect des engagements pris dans le CBU concerne tous les médicaments et dispositifs médicaux qu'ils soient facturables en sus ou inclus dans les GHS. Bien entendu l'outil informatique est un moyen de parvenir à sécuriser le circuit du médicament de manière rigoureuse puisque les logiciels présents sur le marché ont été élaborés selon un cahier des charges imposé par des professionnels de santé et qu'ils possèdent les applications prévues à cet effet. De plus le circuit du médicament est lié au circuit des DMS dans le cas de la préparation centralisée. L'outil informatique rend la gestion des documents de qualité plus facile.

F)Gestion des matières premières et articles de conditionnement

F-(a) Enregistrements et contrôles à réception des matières premières et articles de conditionnement (annexe A1 du RBPP)

Les enregistrements et les contrôles à réception comportent :
- la dénomination du produit inscrit sur le bon de livraison et sur les récipients ;
- la date de réception ;
- la dénomination du fournisseur et si possible la dénomination du fabricant d'origine;
- le numéro de lot du fabricant ou du fournisseur ou son numéro de référence ;

-la quantité totale et le nombre de récipients reçus ;

-tout autre commentaire pertinent (par exemple l'état des récipients) ;

-le certificat d'analyse comportant les résultats numériques et qualitatifs obtenus, daté, signé et valide selon les spécifications définies au point 2 ci-dessous, correspondant au lot fourni et mentionnant le nom et l'adresse du fournisseur de la matière première et le cas échéant le nom et l'adresse du fabricant d'origine.

F-(b) <u>Spécifications des matières premières et des articles de conditionnement (annexe A2 du RBPP)</u>

Les spécifications des matières premières et des articles de conditionnement comportent, en fonction des cas :

-leur description ;

-la dénomination du fournisseur et si possible la dénomination du fabricant d'origine ;

-la référence à une monographie de la pharmacopée, quand elle existe;

-la dénomination utilisée dans la pharmacie et le numéro de code interne ;

-des instructions pour l'échantillonnage et le contrôle ou les références des procédures correspondantes ;

-les caractéristiques qualitatives et quantitatives avec leurs limites d'acceptation;

-les conditions et les précautions éventuelles de stockage, ainsi que l'existence de fiches de données de sécurité (Directive n° 2001/58/CE du 27 juillet 2001) et l'appartenance à une liste de substances vénéneuses ;

-la durée maximale de stockage avant de recontrôler (en l'absence de date de péremption indiquée en clair sur le conditionnement par le fabricant ou par le fournisseur).

II-3-8. Gestion des déchets

L'établissement peut par une convention qui doit être écrite, confier l'élimination de ses déchets d'activités de soins et assimilés, à une autre personne qui est en mesure d'effectuer ces opérations. Le responsable de la gestion des déchets doit à chaque étape de l'élimination des déchets, établir les documents qui permettent le suivi des opérations d'élimination. Ces documents sont définis par un arrêté conjoint des ministres chargés de la santé et de l'environnement après avis du Conseil supérieur d'hygiène publique de France.

Les déchets d'activités de soins et assimilés définis à l'article R. 44-1 doivent être, dès leur production, séparés des autres déchets.

Selon l'article R. 44-4 les déchets d'activités de soins et assimilés sont collectés dans des emballages à usage unique. Ces emballages doivent pouvoir être fermés temporairement, et ils doivent être fermés définitivement avant leur enlèvement. Les emballages sont obligatoirement placés dans des grands récipients pour vrac, sauf dans les cas définis par arrêté conjoint des ministres chargés de la santé et de l'environnement. Le conditionnement, le marquage, l'étiquetage et le transport des déchets d'activités de soins et assimilés sont soumis aux dispositions réglementaires (loi n° 42-263 du 5 février 1942 relative au transport des matières dangereuses et loi n° 75-633 relative à l'élimination des déchets et à la récupération des matériaux).

Les modalités d'entreposage des déchets d'activités de soins et assimilés selon l'article R. 44-5, notamment la durée d'entreposage ainsi que les caractéristiques et les conditions d'entretien des locaux d'entreposage, sont définies par arrêté conjoint des ministres chargés de la santé et de l'environnement, pris après avis du Conseil supérieur d'hygiène publique de France. Enfin selon l'article R. 44-6 les déchets d'activités de soins et assimilés doivent être soit incinérés, soit prétraités par des appareils de désinfection.

Citons de plus toujours dans le cadre réglementaire la Circulaire de la DGS n° 98-554 du 1er septembre 1998 relative à la collecte des objets piquants, tranchants souillés à suite de plusieurs incidents survenus lors de l'utilisation des boîtes destinées à la collecte des dispositifs médicaux piquants tranchants souillés après leur utilisation. Les incidents recensés se caractérisent généralement par une perforation de la paroi de la boîte et ont conduit à des blessures ou piqûres des utilisateurs. L'origine de ces incidents est multiple et révèle, soit une faiblesse des matériaux utilisés dans la fabrication de ces boîtes, soit une utilisation inappropriée. Dans le cadre du décret n° 97-1048 du 6 novembre 1997 relatif à l'élimination des déchets d'activités de soins à risques infectieux et assimilés et des pièces anatomiques, un arrêté précisera les caractéristiques techniques auxquelles devront satisfaire ces boîtes. Dans l'attente de la publication de cet arrêté, compte tenu du risque de blessures pour les utilisateurs, nous demandons dès à présent :

- aux utilisateurs de porter une attention particulière lors du remplissage de ces boîtes et au moment de leur manipulation ;
- de respecter les instructions des fabricants sur les conditions d'utilisation ;
- de n'utiliser ces boîtes que pour la seule collecte des dispositifs médicaux piquants ou tranchants à l'exclusion de tout autre objet ;
- d'utiliser des boîtes dont le volume est adapté au flux d'objets à éliminer tout en garantissant une évacuation fréquente ;

- de procéder à l'évacuation de ces boîtes dès lors que le niveau de remplissage autorisé par le fabricant est atteint ;
- d'assurer la formation et l'information des personnels sur les conditions d'utilisation des boîtes mises à leur disposition afin de garantir une sécurité optimale selon les instructions données par les fabricants.

II-3-9. Réglementation concernant le remboursement des médicaments produits et prestations

Selon l'article L162-22-6 du CSS un décret en Conseil d'Etat, pris après avis des organisations nationales les plus représentatives des établissements de santé, détermine les catégories de prestations d'hospitalisation sur la base desquelles les ministres chargés de la santé et de la sécurité sociale arrêtent la classification des prestations donnant lieu à une prise en charge par les régimes obligatoires de sécurité sociale.

Ajoutons que selon l'article L162-22-7 du CSS l'Etat fixe la liste des spécialités pharmaceutiques bénéficiant d'une autorisation de mise sur le marché dispensées aux patients hospitalisés dans les établissements de santé mentionnés à l'article L162-22-6 qui peuvent être prises en charge, sur présentation des factures, par les régimes obligatoires d'assurance maladie en sus des prestations d'hospitalisation mentionnées au même article.

II-3-10. Réglementation concernant l'externalisation de l'activité de préparation centralisée

Selon l'article L5126-2 du CSP alinéa 1, par dérogation lorsqu'il n'y a pas d'autre source l'approvisionnement possible pour un médicament ou produit déterminé, le directeur de l'ARH peut autoriser, pour une durée limitée, un établissement public de santé ou un établissement à approvisionner d'autres PUI. Cette autorisation est donnée après avis du directeur de la DRASS.

Ainsi la sous-traitance, est reconnue par les autorités de santé, et réglementée. Fabriquer pour un autre établissement devient une activité soumise à autorisation comme toutes les activités à caractère optionnel. De plus selon l'article R 5126-9 du CSP, les PUI peuvent être autorisées à exercer l'activité de réalisation de préparations magistrales de reconstitution de spécialités pharmaceutiques pour le compte d'autres établissements. La réalisation des préparations magistrales reste une mission obligatoire, sa sous-traitance soumise à la même réglementation (à savoir, avec un arrêté fixant les modalités de facturation, après autorisation de l'ARH et au vu d'une convention), complétée d'une interdiction tacite à faire réaliser les dites préparations dans une autre PUI du même établissement de santé:

Il est rajouté une partie II au R5126-8 du CSP, qui introduit la possibilité de faire externaliser les préparations magistrales, par dérogation à l'obligation de chaque PUI de réaliser les dites préparations. Ainsi une PUI peut être autorisée à confier la réalisation de tout ou partie des préparations magistrales à une PUI relevant d'un autre gestionnaire, public ou privé, dans les conditions prévues au cinquième alinéa de l'article L.5126-2 et à l'article L.5126-3.

II-3-11. Réglementation concernant l'activité l'hospitalisation à domicile

Définition

L'hospitalisation à domicile est un mode de prise en charge alternatif à l'hospitalisation, permettant soit d'éviter une hospitalisation à temps complet soit d'en diminuer la durée. Les structures d'HAD sont des établissements de santé qui, aux termes de l'article L6111-2 du CSP assurent des soins complexes formalisés dans un protocole de soins, pour des malades « polypathologiques ». Les soins dispensés impliquent une coordination et une évaluation médicale et se différencient de ceux habituellement dispensés à domicile par leur complexité et leur fréquence. Chaque structure intervient dans une aire géographique précisée dans l'autorisation.

Selon l'article R 5126-54 du CSP « Une structure d'HAD peut disposer d'une ou de plusieurs PUI implantées en tout lieu leur permettant d'effectuer la dispensation des médicaments au domicile des patients pris en charge par ces structures dans des délais compatibles avec les demandes urgentes. La PUI d'une structure HAD doit être en mesure d'assurer cette dispensation au moins une fois par jour.

Si la structure d'HAD dépend d'un établissement de santé et en cas d'absence de PUI propre à cette structure, la PUI de l'établissement assure cette dispensation aux patients pris en charge par cette structure d'HAD. »

Selon l'article R 5126-55 du CSP, un arrêté du ministre chargé de la santé fixe les conditions dans lesquelles les médicaments sont détenus, prescrits et dispensés et le cas échéant les dispositions spécifiques s'appliquant aux structures d'HAD.

Selon l'article R 5126-56 du CSP, le pharmacien chargé de la gérance veille à ce que les conditions de transport des produits pharmaceutiques chez les patients permettent de garantir rapidité et sécurité et parfaite conservation. Il assure le retrait de ces produits en tant que de besoin. Il veille en outre à ce que les explications et recommandations sur l'utilisation et la conservation des produits pharmaceutiques soient mises à la disposition du patient sans préjudice des obligations de communication avec les patients qui s'imposent à la structure d'HAD.

A) La structure HAD a accès à une PUI car elle dispose d'une PUI propre, ou partage une PUI avec un autre établissement de santé dans le cadre d'un Groupement de Coopération Sanitaire (GCS) ou encore parce qu'elle dépend d'un établissement qui dispose d'une PUI.

La PUI assure les missions décrites dans le décret du 26 décembre 2000 notamment:

- L'approvisionnement et la dispensation des produits de santé pour les patients pris en charge par l'HAD

- Le transport des produits de santé depuis la PUI vers le domicile des patients

NB : Si la structure HAD prend en charge des patients traités par des anticancéreux injectables:

Leur préparation est réalisée dans une unité centralisée dans un lieu dépendant de la PUI selon les bonnes pratiques prévues à l'article L.5121-5 du CSP pour la préparation des anticancéreux.

En l'absence d'une telle unité au sein de la PUI de l'HAD, les préparations magistrales et spécialités reconstituées peuvent être réalisées dans une autre PUI équipée pour la préparation des anticancéreux en conformité avec l'article 47 de la loi de santé publique du 9 août 2004. Dans ce cas, une convention de sous-traitance soumise à autorisation est établie.

B) La structure HAD n'a pas accès à une PUI

Selon l'article L 5126-112 du CSP « lorsque les besoins pharmaceutiques d'un établissement ne justifient pas l'existence d'une PUI, les médicaments destinés à des soins urgents peuvent par dérogation aux articles L 5126-1 et L 5126-6 du CSP être détenus et dispensés sous la responsabilité d'un médecin attaché à l'établissement ou d'un pharmacien ayant passé convention avec l'établissement. La convention détermine les conditions dans lesquelles est assuré l'approvisionnement ».

Selon l'art R 5126-112 du CSP « les produits pharmaceutiques autres que les médicaments de la réserve hospitalière (RH) sont fournis aux établissements soit par une pharmacie d'officine sur commande écrite du médecin attaché à l'établissement soit par la pharmacie d'officine dont le titulaire a passé convention avec l'établissement à cette fin ».

Les médicaments RH sont fournis par une entreprise pharmaceutique sur commande écrite du médecin ou pharmacien précité.

Selon l'article R 5126 -113 du CSP, « les médicaments pour soins urgents sont détenus dans une armoire fermée à clé dont le contenu maximal est fixé après avis du Conseil départemental de l'Ordre des médecins par le DDASS»

Dans le cadre de cet approvisionnement mixte, il appartient au binôme pharmacien et médecin coordonnateur de sécuriser le circuit du médicament et de veiller au bon usage des produits de santé au domicile. De plus, si la structure d'HAD prend en charge des patients cancéreux traités par des formes injectables d'anticancéreux, le recours à une PUI disposant d'une unité centralisée est nécessaire (cf. décret relatif au bon usage des médicaments dans le cadre de la T2A). Dans cette situation d'externalisation de la préparation des anticancéreux, il est important de préciser que l'analyse de l'ordonnance et la vérification de la conformité aux référentiels de bon usage porte sur la totalité des médicaments prescrits.

III. Limite du cadre réglementaire et recommandations

Le cadre réglementaire comme nous l'avons vu dans le premier chapitre évolue d'une part selon une volonté politique, impératifs économiques, communautaires, ou de santé publique et d'autre part, grâce à des retours sur la pratique professionnelle et aux recommandations des professionnels réunis en groupes de travail indépendants, ou rattachés à des sociétés savantes labellisées par les autorités de santé. Le cadre réglementaire fixe des points de repère dans l'activité de préparation centralisée des anticancéreux injectables. Néanmoins le pharmacien doit adapter les textes aux contraintes du terrain. Dans la suite de ce travail nous allons nous intéresser à divers domaines où des questions se posent.

III-1. Externalisation de la préparation centralisée

La question de mettre en place ou d'externaliser l'activité de préparation centralisée se pose dans le cas d'un établissement qui ne figure pas parmi les centres de références et qui accueille une activité de traitement contre le cancer. Un établissement qui n'a pas une activité suffisante pour obtenir une autorisation de mise en place d'une unité est obligé d'externaliser l'activité. Il faut de plus ajouter que certains établissements qui ont un volume d'activité suffisant préféreront externaliser l'activité dans un souci de maîtrise des dépenses de santé.

Deux types d'externalisation sont possibles. Soit une externalisation dans le cadre du SROS, c'est-à-dire la mutualisation, soit une externalisation par sous-traitance avec un autre établissement de santé.

La mutualisation des moyens hospitaliers est une recommandation de la direction générale de la santé et de la direction de l'hospitalisation et de l'organisation des soins. Elle figure dans la loi HPST de 2009, et il en est question dans le schéma régional d'organisation des soins. L'option de la mutualisation fait l'objet d'une organisation entre plusieurs établissements d'un réseau, qui ont souscrit au contrat pluriannuel d'objectif et de moyens. Il s'agit donc d'une mise en place progressive et négociée. Dans le cas d'une mutualisation de l'activité, un financement est alloué dans le cadre du CPOM.

La sous-traitance est l'option qui convient à un établissement qui soit ne répond pas au SROS et qui ne souhaite pas investir de moyens financiers dans la mise en place d'une telle activité, soit a fait le choix de l'externalisation dans le but de développer une autre activité pour plus tard répondre à l'organisation de la carte du SROS. Dans le cas d'une sous-traitance une convention doit être établie entre les deux établissements.

Il est indispensable d'avoir la réflexion la plus exhaustive sur les équipements requis, les consommables associés, les nouvelles contraintes, la logistique et les circuits. La charge de travail doit être évaluée. Concernant l'externalisation, le pré-requis est l'existence d'une autre PUI effectuant ces préparations, ayant une autorisation, et offrant certaines garanties (délai de fabrication, modalités d'envoi, engagement dans le temps). Une analyse économique doit bien évidemment compléter ce dossier, intégrant le coût de la prestation.

De plus cette externalisation de l'activité est soumise à autorisation qui relève de l'avis du préfet de région dans le cadre réglementaire actuel, et du directeur de l'ARS dans le cadre de la réforme en cours.

La convention de sous-traitance (Annexe n°5)

Aspects économiques : l'existence d'une convention est indispensable pour contractualiser les aspects financiers de la sous-traitance entre deux PUIs. Elle permet également de définir les modalités de cette sous-traitance.

Les grandes lignes de cette convention :

• L'établissement donneur d'ordres et l'établissement prestataire sont représentés par leurs directeurs.

• L'objet de la convention c'est-à-dire la sous-traitance d'une ou plusieurs préparations entre les PUIs des deux établissements doit être défini.

• La durée de la convention doit être définie (généralement 5 ans).

• La qualité des préparations doit être certifiée, garantissant que les préparations sont fabriquées selon les bonnes pratiques de préparations hospitalières.

• Les modalités de commande et de livraison.

• La nature de l'acheminement peut-être également précisé (poste, transporteur...) ainsi que les modalités de prise en charge

• Modalités de facturation : le prix unitaire de la préparation est fixé. Le principe des variations de prix doit être déterminé (par exemple, le prix de la préparation est modifié une fois par an en fonction des volumes de lots fabriqués et du coût des matières premières, des frais de fabrication et de contrôle, et de l'acheminement), les délais de paiement.

En pratique, il est possible d'externaliser une ou plusieurs préparations tout en maintenant la fabrication des autres. Une externalisation peut également s'envisager de manière transitoire, sur une période limitée en raison de contraintes ponctuelles, par exemple des techniques de fabrication non maîtrisées, des conditions et des contraintes environnementales non satisfaites.

Certaines préparations nécessitent des formulations ou une procédure de fabrication complexe, associées à un manque de références publiées. L'échange d'informations passe le plus souvent par «un conseil entre collègues et une procédure faxée .... ». Dans le cas d'une demande ponctuelle une PUI non équipée s'orientera vers une externalisation. A l'inverse, dans le cas d'une demande liée à une nouvelle pratique médicale (nouvelle activité, nouveau service ...) au sein de l'établissement et susceptible de devenir pérenne, la question d'achat ou de complément d'achats d'équipements nécessaires peut s'envisager.

Le choix de l'externalisation d'une préparation peut aussi être dû à la non-disponibilité des matières premières. Externaliser vers une PUI disposant d'une source sûre de matière première est une alternative intéressante pour une période transitoire. Le choix de l'externalisation peut aussi se faire pour des raisons de sous effectif du personnel ou insuffisance de formation.

Ainsi l'externalisation permet de se dégager des contraintes environnementales ou techniques trop lourdes. Elle évite un investissement lourd dans le cadre d'une activité considérée comme à risque.

Elle permet de répondre à des insuffisances en personnel. Elle peut permettre de se concentrer sur d'autres activités considérées comme plus « porteuses » ou plus « stratégiques » pour le service : allègement d'activité. Elle peut aussi permettre une souplesse : dans le cas d'une externalisation temporaire, conjoncturelle, sans engagement définitif, et permettant une reprise ultérieure de l'activité.

Cependant les inconvénients ne sont pas à négliger, notamment en perte de savoir. Il faut aussi prendre en compte le facteur de dépendance vis-à-vis du prestataire extérieur. Une dépendance d'ordre morale mais aussi logistique qui est également à intégrer dans le circuit du médicament (les délais d'envoi doivent être définis ainsi que les situations d'urgence).

A noter enfin que l'externalisation impose un investissement logistique. Le recueil des prescriptions, le passage et le suivi des commandes, et la gestion comptable. J'ajouterai enfin que l'externalisation demande que des garanties soient apportées par le prestataire, le suivi des dossiers doit être rigoureux de part et d'autre sous la surveillance accrue du donneur d'ordre.

III-2. Centralisation de la préparation des anticancéreux

Selon les dispositions contractuelles du CBU l'activité de préparation des anticancéreux dans un établissement est obligatoirement centralisée. Lors de la mise en place d'une unité de préparation centralisée, et par la suite lors du développement de cette activité plusieurs questions se posent.

III-2-1. Equipement : isolateur et hotte à flux laminaire vertical

Selon le code du travail dans la section qui traite de la prévention au risque d'exposition, la manipulation d'une substance définie comme dangereuse doit se faire dans un système clos. De plus selon le RBPP le choix de la hotte se fera pour une activité moindre. Les moyens en personnel locaux, et surtout le budget à investir pour l'installation de l'un ou l'autre de ces équipements sont des facteurs déterminants.

A) Le risque d'exposition professionnelle

Il s'agit d'une exposition aux substances dangereuses définies dans le code du travail comme précédemment vu. La contamination par les anticancéreux est responsable de multiples effets, locaux, généraux, mutagènes, cytogénotoxiques, et sur la reproduction.

A-(a) Effets locaux cutanéo-muqueux

Concernant ce type de contamination la réaction est immédiate. Pendant de nombreuses années, l'absence de précautions spécifiques a entraîné chez le personnel hospitalier manipulant les anticancéreux des réactions immédiates et locales allant de la simple rougeur, à l'ulcère voire à la nécrose.

A-(b) Effets sensibilisants et généraux

Des troubles à type de sensations ébrieuses, rougeurs du visage, rashs, allergies, nausées, vomissements, céphalées, vertiges, altérations hépatiques ont été observés chez des personnes manipulant des anticancéreux sans protection particulière. Ces toxicités se rencontrent de plus en plus rarement grâce à une meilleure connaissance des risques et des mesures de protection.

A-(c) Effets mutagènes, cytogénotoxiques, effets sur la reproduction chez l'homme

c(1)Effets mutagènes

L'exposition des opérateurs aux médicaments anticancéreux a été étudiée pendant de nombreuses années en examinant la capacité de leurs urines à induire des mutants chez certaines bactéries ou en estimant le nombre d'anomalies chromosomiques dans certaines de leurs cellules. Selon la classification du Centre International de Recherche sur le Cancer (CIRC) un certain nombre de substances (cyclophosphamide, melphalan, busulfan…) sont reconnues comme cancérigènes pour l'homme, d'autres (moutarde à l'azote, cisplatine, doxorubicine…) sont soupçonnées de l'être.

c(2)Effets cytogénotoxiques

Les effets cytogénotoxiques ont été testés par l'évaluation de la fréquence d'anomalies chromosomiques et la détermination d'adduits à l'ADN sur lymphocytes circulants. Chez des sujets fortement exposés (réalisant plus de 10 perfusions par semaine), une élévation du nombre d'effets cytogénotoxiques a été observée ainsi qu'une augmentation significative des anomalies de chromosomes. Quand les sujets sont moins exposés ou mieux protégés, aucune modification du nombre d'effets cytogénotoxiques et d'anomalies chromosomiques n'est observée. Une augmentation transitoire d'effets cytogénotoxiques ou d'anomalies chromosomiques a été notée en cas de contamination accidentelle, lors de manipulation d'anticancéreux.

c(3)Effets sur la reproduction

Une augmentation de l'incidence des anomalies du cycle menstruel a été observée chez les infirmières manipulant des anticancéreux. De plus, une élévation significative du nombre d'avortements spontanés ou de malformations congénitales chez le personnel soignant exposé, non protégé a été mise en évidence. Les auteurs Stucker I et coll ont montré que la fréquence des avortements spontanés s'élève à 26% chez des infirmières exposées versus 15% chez des infirmières non exposées, sur un nombre total de 534 grossesses étudiées. Ce risque significatif d'avortements spontanés précoces a été confirmé en 1999 sur une étude portant sur un nombre total de 7094 grossesses dont 2676 grossesses exposées.

Les effets sur la spermatogenèse ou les fonctions testiculaires chez les manipulateurs masculins ne semblent pas avoir fait l'objet d'études particulières mais ne peuvent être écartés.

Des indices sont utilisés pour rendre compte du niveau d'exposition, qui peut donc être évalué à priori, et être évité. Il en ressort une classification reconnue par l'ensemble des professionnels.

B) Niveaux d'exposition

Les précautions à prendre lors de la manipulation des médicaments anticancéreux diffèrent suivant l'importance et la nature du contact avec ces médicaments. Deux types de classement des niveaux d'exposition précisés dans les recommandations du Centre National d'Information sur le

Médicament Hospitalier (CNIMH) (recommandations citées comme référence dans la circulaire n° 678 du 3 mars 1987 relative à la manipulation des médicaments anticancéreux en milieu hospitalier) sont admis. En pratique, il existe un regroupement de ces deux classifications, aboutissant chacune à trois niveaux d'exposition à prendre en termes de locaux, d'équipements, de matériels et de protections individuelles.

Il est possible de classer par des **critères subjectifs** les niveaux d'exposition en :

- **niveau I** : préparation et administration occasionnelles

- **niveau II** : préparation et administration en quantité modérée

- **niveau III** : préparation et administration de façon intensive.

Il est également possible d'évaluer le niveau d'exposition par **calcul de l'indice de contact anticancéreux (ICC) :**

ICC = (nr + na) /nh

Avec : **nr** = nombre de préparations ou de reconstitutions réalisées par une même personne pendant un période déterminée

na = nombre d'administrations réalisées par une même personne pendant la même période

nh = nombre d'heures de travail de cette personne pendant la même période

L'indice ICC définit trois niveaux d'exposition qui imposent des mesures particulières.

Le niveau I : **ICC** < **1** correspond à la préparation et l'administration occasionnelles. Dans ce cas, un ensemble de **précautions minimales** doit, faute de mieux, être mis en place. Il s'agira bien entendu d'une préparation sous responsabilité effective d'un pharmacien, de façon ponctuelle dans un établissement qui a une autorisation pour l'activité de préparation de chimiothérapie et qui donc est dotée d'une unité de préparation centralisée.

Le niveau II : **1** < **ICC** < **3** correspond à la préparation et l'administration de niveau modéré.

Dans ce cas, la préparation en **unité de reconstitution centralisée est obligatoire**. Faute de mieux, la reconstitution doit être faite dans des **locaux isolés**, spécialement prévus à cet effet et dotés de **hotte à flux d'air laminaire vertical de type II A** (au minimum) **ou II B** (30) ;

ce dernier type est recommandé par l'Institut National de Recherche et de Sécurité. Ces dispositions s'ajoutent aux recommandations minimales prévues pour le niveau I.

Le niveau III : **ICC** > **3** correspond à la préparation et l'administration de façon intensive et de routine. Ce niveau justifie une **unité de reconstitution centralisée** équipée soit d'un **isolateur**, soit d'**une ou plusieurs hotte(s) à flux d'air laminaire vertical**.

Un **indice corrigé** a été également proposé afin de mieux tenir compte du risque réel encouru.

Tout comme il existe des niveaux d'exposition, il existe une classification des équipements permettant de se protéger.

C) <u>Niveaux de protection</u>

C-(a) <u>Postes de sécurité microbiologique</u>

La protection du personnel dépend de trois facteurs :

-L'écoulement de l'air à travers l'ouverture ou le maintien en dépression,

-La filtration de l'air extrait,

-L'étanchéité de l'enveloppe.

Ces équipements sont nommés « poste de sécurité microbiologique » (PSM). Il existe trois types de PSM (les PSM I, II et III) qui se différencient par les moyens technologiques mis en œuvre et les niveaux de protection atteints.

<u>Les PSMs de type I</u>

Les PSMs de type I sont des enceintes ventilées, partiellement ouvertes sur le devant. L'air du laboratoire est aspiré à travers l'ouverture et traverse le volume de travail. Il est ensuite extrait après filtration à très haute efficacité. L'écoulement d'air entrant s'oppose à la sortie des polluants, mais la protection des produits manipulés n'est pas assurée.

<u>Les PSMs de type II</u>

Les PSMs de type II sont également des enceintes partiellement ouvertes sur le devant. Leur particularité réside dans la ventilation de leur volume de travail par un écoulement unidirectionnel descendant, dénommé improprement laminaire, d'air filtré.

Grâce à la dépression régnant dans le volume de travail, l'air du laboratoire est aspiré et passe par l'ouverture du PSM puis est repris par des orifices placés en partie avant du plan de travail. Cette aspiration est destinée à empêcher la sortie des polluants vers l'opérateur.

L'écoulement d'air descendant qui balaye le volume de travail est aspiré au travers des extrémités du plan de travail dans le cas d'un plan de travail plein ou au travers de l'ensemble du plan de travail lorsque ce dernier est perforé. La totalité du débit aspiré est transporté en partie supérieure du PSM où il est séparé en deux flux. L'un est extrait du PSM après filtration à très haute efficacité, il équivaut au débit aspiré à travers l'ouverture. L'autre est réintroduit dans le volume de travail après filtration à très haute efficacité.

En définitive, les PSMs des types I et II sont munis d'une ouverture frontale, de hauteur fixe, qui est le siège d'un écoulement d'air entrant chargé de s'opposer à la fuite des polluants par l'ouverture. Par ailleurs, l'air extrait des PSM est filtré puis soit il est diffusé dans le laboratoire (recyclage), soit il est rejeté à l'extérieur du bâtiment (rejet) au moyen d'un réseau d'extraction.

Les PSMs de type III

Les PSMs de type III sont des enceintes dont les principes de fonctionnement se distinguent de ceux des PSMs précédents. Leur volume de travail en dépression ne comporte pas d'ouverture directe vers le laboratoire ; l'accès à la manipulation est assuré par deux manchons souples terminés par des gants. L'air aspiré dans le laboratoire traverse un filtre à très haute efficacité, circule dans le volume de travail, puis est extrait après une nouvelle filtration à très haute efficacité. L'absence d'ouverture directe assure un haut niveau de protection de l'opérateur.

Les PSMs de type III assurent la protection du produit contre les polluants présents dans le laboratoire, mais ils n'assurent pas la protection du produit contre la contamination croisée car l'écoulement de l'air au sein du volume de travail n'est pas unidirectionnel.

Le bon fonctionnement d'un PSM repose sur la réalisation d'écoulements d'air (pour les types I et II) ou de dépression d'air (pour le type III) qui doivent rester dans des valeurs validées par des essais. Le maintien de ces valeurs est surveillé par des appareils de mesure qui commandent le déclenchement d'une alarme en cas de défaillance.

Les recommandations d'un groupe de travail constitué de chercheurs de l'IRSN, et de préventeurs d'équipements PSM, font remarquer l'attention particulière qu'il faut porter à certaines mesures de fonctionnement des PSM de type I et II. En effet l'inconvénient concernant ce type de matériel, est au niveau même de la garantie de protection du manipulateur, ainsi que de la stérilité de la préparation, lorsque ces mesures de fonctionnement ne sont pas observées.

Ainsi concernant les PSMs I et II :

Les courants d'air ambiants du laboratoire risquent de perturber l'écoulement d'air entrant par l'ouverture et, ainsi, de provoquer des fuites du produit manipulé vers le laboratoire ou de contaminer la manipulation de ce produit.

Dans le même ordre d'idées, la constance de l'écoulement d'air entrant est d'autant plus difficile à maitriser que le PSM est large. Il est donc recommandé d'éviter l'emploi de PSM dont la largeur est disproportionnée avec l'importance du matériel à y placer et de proscrire le travail simultané de deux opérateurs sur le même PSM.

La barrière immatérielle constituée par l'écoulement d'air entrant n'a évidement pas une efficacité absolue. Néanmoins, les spécifications imposées par la norme sont suffisamment contraignantes pour que l'on puisse considérer que le risque est raisonnablement maitrisé lorsque l'on utilise un PSM bien conçu, installé et entretenu et que les règles d'utilisation sont respectées. L'imperfection de la barrière immatérielle est la contrepartie de la facilité d'accès à la manipulation.

C-(b) Postes de sécurité cytotoxique (PSC)

La manipulation des médicaments cytotoxiques utilisés dans les traitements anticancéreux se caractérise par :

-La forte toxicité des produits manipulés;

-La possibilité de génération simultanée de polluants particulaires et gazeux.

156

En conséquence, et moyennant des adaptations, les PSMs du type II sont des enceintes susceptibles de constituer une base acceptable pour la définition d'un poste de manipulation de médicaments cytotoxiques (PSC), tant que la fréquence des manipulations ne justifie pas l'emploi d'un système clos. Voyons maintenant les principales spécifications auxquelles les PSCs doivent répondre.

Pour assurer simultanément la protection du personnel et de la manipulation, le schéma de leur ventilation doit correspondre à celui des PSMs du type II équipés de systèmes de régulation des débits avec alarmes.

Le PSC doit comporter trois filtres à très haute efficacité :

- le premier, situé juste en aval du plan de travail, limite les volumes pollués et facilite le nettoyage du poste ;

- le deuxième, situé à l'extraction du PSC, complète l'efficacité de filtration du premier et agit comme sécurité en cas de défaillance de celui-ci;

- le troisième, situé au plafond du volume de travail, sert principalement à la filtration de l'air recyclé et agit comme sécurité en cas de défaillance du premier.

Son plan de travail doit de préférence être plein (c'est-à-dire non perforé) car il est courant que les manipulations aient lieu sur des surfaces de papier absorbant qui, lorsqu'elles sont de grandes dimensions, obturent une proportion notable de la surface aspirante des plans de travail perforés.

La présence de polluants gazeux éventuellement générés par les manipulations pose un problème ardu car la mise en œuvre de l'épuration de gaz impose que les polluants soient identifiés, et qu'il existe pour chacun d'eux un épurateur et un moyen de contrôle de son efficacité adaptés. De plus, l'évolution rapide des protocoles de soins nécessite de répéter continuellement ce processus de choix et d'installation. Pour ces raisons, il est préférable de ne pas épurer l'air extrait des PSCs vis-à-vis des polluants gazeux. Cette simplification interdit toute possibilité de recycler l'air extrait des PSCs dans le laboratoire et oblige à le rejeter à l'extérieur du bâtiment. Pour réaliser le rejet de l'air extrait du PSC, il est obligatoire de raccorder celui-ci à l'extérieur au moyen d'un réseau d'extraction équipé d'un ventilateur et d'une cheminée, voire d'un dispositif d'épuration avant rejet. Pour des raisons de préservation des conditions normales de fonctionnement du PSC, le raccordement dit «indirect» s'impose.

Dans le cas du raccordement indirect, l'orifice d'extraction du PSC est surmonté, d'une façon non étanche, par un dispositif d'aspiration raccordé au réseau d'extraction. Ce dispositif d'aspiration additionnel n'interfère pas avec le ventilateur du PSC qui conserve naturellement son débit. À condition que les deux ventilateurs soient couplés et que le ventilateur additionnel aspire un débit d'air supérieur à celui qui est extrait du PSC, cette solution n'a pas d'effet néfaste sur le fonctionnement du PSC Elle est donc recommandée.

Les isolateurs

Les isolateurs sont des enceintes étanches, souples ou rigides, maintenues en surpression. L'air introduit dans l'isolateur et l'air extrait sont filtrés. L'accès au volume de travail se fait par l'intermédiaire de gants à manchette ou d'un demi-scaphandre.

Ce type d'équipement est caractérisé par l'étanchéité du filtre d'extraction, l'étanchéité de l'enveloppe de l'enceinte (test de chute de pression), l'étanchéité des gants ou du scaphandre.

Différentes options dans le choix d'un isolateur s'offrent au responsable de la mise en place de l'unité équipée d'un isolateur.

Isolateur de stockage ou structure compartimentée ?

L'isolateur de stockage autorise un gain de temps (absence de transfert entre compartiment de l'isolateur) et une réduction des manipulations. En revanche, dans le cas d'une structure compartimentée l'avantage est que s'il y a une anomalie dans un isolateur, la production est maintenue dans les autres. Il est important de tenir compte du stock interne de l'isolateur, avec un réfrigérateur pour la détention des médicaments entre 2 et 8 °C (pour les isolateurs équipés d'un réfrigérateur).

Préparation des anticancéreux en flux tendu ou selon une planification hebdomadaire ?

Les consommables, dispositifs médicaux, matériel de préparation, ainsi que les flacons contenant les médicaments anticancéreux subissent une étape de stérilisation de surface comme précédemment vu dans le RBPP, par contact avec de l'acide peracétique ou de peroxyde d'hydrogène. La durée de cette étape de stérilisation de surface dépend du volume du compartiment du stérilisateur. Bien entendu le compartiment ne peut être ouvert ni du côté préparation ni vers l'extérieur durant cette phase de stérilisation et il est impératif de respecter cette durée de stérilisation. Ainsi un compartiment ayant une importante capacité permettra de stériliser une importante quantité de matériel. Dans le cas de ce type d'équipement l'activité sera organisée selon une planification hebdomadaire, et les cycles de stérilisation se feront quotidiennement. Il aura l'inconvénient de limiter le nombre d'opérations de stérilisation au cours de la journée. De plus le prévisionnel devra être établi de façon rigoureuse.

Dans le cas d'un compartiment de stérilisation de faible capacité, la préparation peut se faire en flux tendu. Ce type d'organisation aura l'avantage de permettre une importante réactivité dans le cas de demandes imprévues du service. Il peut par exemple s'agir d'une augmentation du dosage pour le traitement d'un patient par rapport à celui qui était prévu, obligeant l'introduction d'un flacon supplémentaire. Il peut aussi s'agir de l'anticipation d'une cure, d'un changement de traitement pour un patient, ou de la prise en charge d'un patient dans un autre établissement qui décide d'externaliser une préparation de façon ponctuelle comme précédemment vu. Outre les demandes imprévues du service, une incohérence dans le prévisionnel peut être en cause, ou un oubli de matériel lors de l'étape de stérilisation.

Ces deux organisations peuvent bien entendu être couplées. En effet un isolateur peut être équipé d'un compartiment de préparation avec plusieurs accès à des compartiments de stérilisation l'un à forte capacité, l'autre permettant une stérilisation rapide.

Ainsi cet équipement permettra d'avoir une activité avec une importante cadence, et dans un même temps de répondre aux impondérables.

Ces installations, complexes et coûteuses, trouvent leur domaine d'emploi privilégié à partir d'un certain volume de préparations d'anticancéreux.

Aucun texte ne réglemente le choix de l'un ou de l'autre des équipements en fonction du volume d'activité.

Comme précédemment vu la mise en place d'une unité de préparation centralisée est soumise à autorisation, dans le cas d'un volume insuffisant pour un établissement hébergeant une activité de traitement du cancer, le choix s'oriente vers l'externalisation.

Il pourrait en être de même concernant le choix d'un isolateur ou d'une hotte qui serait alors fixé par les autorités en fonction d'un volume d'activité bien déterminé. Les établissements n'ayant pas les moyens financiers devraient alors automatiquement s'orienter vers une solution d'externalisation. Les aspects de protection du personnel de sécurité du patient et de qualité de la préparation devraient faire tendre vers un développement de l'externalisation des préparations de produits anticancéreux.

De plus on peut se poser la question quant à la réelle protection du personnel manipulant sous hotte à flux laminaire pour la réalisation de toutes les étapes de préparation de produits cytotoxiques, et ceci même à fréquence peu élevée. Doit-on considérer des effets suite à une exposition temps dépendant, dose dépendant, ou molécule dépendant ?

III-2-2. Manipulation des anticorps monoclonaux

La préparation des chimiothérapies anticancéreuses conventionnelles (toutes les molécules anticancéreuses autres que les anticorps monoclonaux) présente un risque pour le manipulateur. Par analogie, il est légitime de s'interroger sur ce risque lors de la manipulation des anticorps monoclonaux. Dans cette optique, l'étude intitulée « Innocuité des anticorps monoclonaux pour le manipulateur : mythe ou réalité ? » (S Pigneret-Bernard, G Saint-Lorant, F Divanon) rend compte d'une enquête des pratiques de préparation des anticorps monoclonaux. Les résultats ont été confrontés aux données de la littérature. L'enquête révèle les interrogations partagées par de nombreux pharmaciens quant à l'innocuité de la manipulation des anticorps monoclonaux. Elle montre également que si la centralisation de la préparation est réalisée pour des raisons économiques et sécuritaires dans de nombreux établissements, aucune séparation des lignes de production n'est effectuée entre les anticorps monoclonaux et les chimiothérapies conventionnelles. Les données bibliographiques et les propriétés physicochimiques des anticorps monoclonaux sont en faveur d'un faible risque professionnel. Afin d'éviter tout risque de contamination croisée, il apparaît souhaitable de séparer la préparation de produits ayant un potentiel carcinogène différent selon la classification de l'International Agency for Research on Cancer. La dissociation des circuits de préparation pose néanmoins le problème de la faisabilité en termes de ressources humaines et matérielles. Une réflexion doit être menée au regard de nouvelles thérapeutiques dont le risque de toxicité pour le manipulateur semble différent.

III-2-3. Utilisation de dispositifs de transfert en système clos sans aiguille

Malgré les équipements de protection collective (isolateurs, Hotte à Flux d'Air Laminaire), il existe un risque résiduel au moment de la préparation qui est le risque de contamination par piqûre d'aiguille. De nouveaux dispositifs médicaux (DM) en système clos permettent de préparer et d'administrer les chimiothérapies sans aiguille et de prévenir le risque de contamination par piqûre du personnel manipulant.

Le prélèvement du produit anticancéreux en solution peut se faire sans aiguille grâce à un dispositif dit « spike » qui est composé d'un embout percuteur à brancher au niveau du septum du flacon et d'un embout luer lock où l'on branche la seringue de prélèvement. Vient ensuite l'étape d'injection dans la poche du produit. Cette étape peut se faire sans aiguille grâce à un autre dispositif nommé set d'extension. Le set d'extension est composé d'un site d'injection à embout luer-lock pouvant être branché avec une seringue luer lock et d'un embout percuteur que l'on branche à la poche préalablement à la manipulation afin de limiter la contamination. Il est souhaitable, avant l'ajout de l'anticancéreux que la tubulure du set soit rincée avec le solvant de dilution et en toute rigueur il sera tenu compte de ce volume pour le calcul de la concentration de la molécule de produit anticancéreux dans la poche. Le volume de solvant extrait de la poche sera égal au volume d'anticancéreux ajouté moins la capacité de la tubulure (le problème est que le remplissage des poches est variable).

III-2-4. <u>Contrôle qualité</u>

Trois types de contrôles de la fabrication ont lieu (hormis le contrôle des calculs inscrits sur la fiche de fabrication) :

-contrôle en cours de fabrication (double contrôle) ; contrôle du flacon utilisé, et du volume contenu dans la seringue et injecté dans la poche.

-le contrôle immédiat en sortie d'isolateur. Il s'agit d'un contrôle visuel de l'étiquetage, nom, DCI, dose etc (cf annexe 8 du RBPP), numéro de lot inscrit sur la fiche de fabrication concordant avec celui qui est saisi à l'informatique, puis d'un contrôle de la cohérence entre le volume à injecter qui figure sur la fiche de fabrication et celui que l'on estime visuellement dans la poche.

Il existe enfin un troisième type de contrôle qui n'est pas une obligation, mais qui est mis en place dans un nombre d'unité de préparation centralisée de plus en plus important. Il s'agit du contrôle analytique, qui peut être fait après libération du produit, ou qui peut être un contrôle bloquant la libération du produit en cas de non-conformité.

A) Méthodes de contrôle analytique

Dans un souci de certitude quant à la qualité des préparations d'anticancéreux, les pharmaciens de l'UPCP de l'Hôpital Edouard Herriot ont fait le choix d'acquérir une technique de dosage des préparations d'anticancéreux. Ainsi, plusieurs critères de choix ont été définis afin de réaliser une analyse comparative des différentes méthodes applicables à ce domaine d'activité que sont la Chromatographie Liquide Haute Performance (HPLC), la Chromatographie sur Couche Mince à Haute Performance (HPTLC) et la Spectroscopie Infrarouge à Transformée de Fourier (IRTF).

Les principaux critères de choix étaient :

1) Généraux : facilité de mise en œuvre initiale, en routine et en urgence, formation des utilisateurs, coût global ;

2) Techniques : temps d'acquisition du résultat ≤ 5 minutes, volume d'échantillon prélevé minimum, édition d'un bulletin d'analyse pour

164

chaque dosage, manipulations humaines limitées, gestion rigoureuse et efficace des effluents et déchets, description des consommables;

3) Fonctionnels : encombrement limité, soutien technique sur le long terme, adaptation possible au dosage de nouvelles molécules, système informatique d'utilisation simple avec traçabilité et archivage des données.

En conclusion l'IRTF semblait présenter les avantages des techniques physiques (rapidité et simplicité) permettant la vérification avant dispensation de la préparation même en urgence et ceux des techniques chromatographiques plus compliquées à mettre en œuvre (spécificité et précision). A ce jour, une trentaine de molécules anticancéreuses peuvent être dosées avec l'IRTF, y compris des anticorps monoclonaux. L'étude se concluait par le souhait que cette méthode s'inscrive désormais dans les contrôles qualité appliqués en routine au sein de cette unité de préparation centralisée.

B) Contrôle analytique avant libération

Le dosage constitue une étape supplémentaire dans le circuit de la préparation et génère des contraintes nouvelles. La première est le prélèvement d'un échantillon représentatif de chaque préparation, après homogénéisation et selon une technique reproductible. Une étude menée au CHR Metz-Thionville a permis de valider cette étape sur 30 poches tests à dose fixe réalisées par 6 manipulateurs (écart 0,08%).

L'autre contrainte est de prendre en compte à la fois la purge des perfuseurs et le volume de surremplissage des poches dans l'interprétation des résultats : calcul de la concentration théorique en fonction du volume corrigé. Il faut pouvoir évaluer le suremplissage des poches mais celui-ci varie selon les références, et d'un lot de fabrication a l'autre.

Pendant les mois d'essais, l'étude a permis d'obtenir ces informations pour des lots communs par des pesées différentielles, auprès d'une équipe de préparation centralisée nancéenne, et des fournisseurs de poches. Cette option fut retenue en routine. Par la suite l'équipe de l'unité décida de réduire le nombre de références de poches utilisées, et d'augmenter les quantités commandées par lot de fabrication. Il fut décidé d'importer de façon manuelle d'une part les formules des préparations (à partir de l'ordonnancier informatique Chimio®) et d'autre part les résultats des dosages (à partir du logiciel Multispec®) pour l'interprétation des résultats, étape source d'erreurs et chronophage. Puis fut développée sous Excel une grille de résultats pouvant intégrer automatiquement des importations en temps réel depuis Chimio® et Multispec®.

A ce stade du développement de la technique analytique, il fut constaté une augmentation prévisible du délai de dispensation des préparations qui n'était pas envisageable. Aussi, il fut jugé important par l'équipe à l'origine de cette étude de trouver un équilibre entre temps de préparation et temps de contrôle sans retarder la dispensation. Le pharmacien responsable de l'unité dût par la suite faire le choix de tester d'autres dispositifs médicaux pouvant alléger les pratiques.

C) **Exemple d'utilisation d'un spectromètre au centre Jean-Perrin**

Il s'agit d'un contrôle qui a lieu avant la libération du produit. En fin de préparation avant de placer la poche dans le SAS de sortie de l'isolateur, le préparateur prélève un aliquote de volume défini, grâce à un flacon sous vide relié en système clos à la poche (au moyen d'un dispositif double aiguille). L'aliquote est transmis au technicien qui effectue le contrôle analytique de la molécule : identification et concentration. Le contrôle se fait par spectromètrie infra-rouge.

L'automate prend en charge plusieurs séries d'aliquote. Cet automate est piloté par informatique (logiciel Multispec®). Grâce à une interface entre le logiciel qui pilote l'automate et le tableur excel, les résultats sont enregistrés. Une programmation permet de définir pour chaque molécule l'intervalle d'acceptabilité de la concentration. Chaque dosage est enregistré grâce à un code que doit respecter le technicien lors de la saisie avant le lancement du dosage. Le code indique dans un ordre et selon une procédure bien déterminés, le nom de la molécule, le préparateur et une partie du numéro de lot. A partir de cette base de données peuvent être réalisées des études en interne des taux de non-conformité des préparations. Lorsque la concentration est bien dans l'intervalle d'acceptabilité la préparation peut alors être libérée, et l'étiquette du conditionnement est tamponnée « conforme ». La préparation est validée à l'informatique et passe à l'état dispensée. Lorsque la concentration est hors intervalle d'acceptabilité, alors sous hotte un nouveau prélèvement est fait dans un même type de flacon sous vide.

Si le deuxième aliquote est hors intervalle d'acceptabilité alors le pharmacien doit décider si elle doit être refaite ou dispensée. Plusieurs facteurs sont à prendre en compte. D'abord la pertinence du dosage sur certaines molécules, et la précision. Un petit volume amènera à faire un contrôle de concentrations minimes, et donc de précision moindre. Il appartient au pharmacien d'estimer le risque, sachant qu'il a un délai à respecter.

Surveillance et maintenance de l'appareil

Un pharmacien analyste est chargé de veiller à son bon fonctionnement et de réaliser régulièrement (mensuellement) les tests de bon fonctionnement sur des aliquotes témoins de concentrations déterminées. Les tests se font en interne avec du matériel interne au centre. Le pharmacien analyste est chargé d'effectuer l'étalonnage de la machine pour les molécules, ainsi que la vérification du pilote informatique. Les résultats statistiques sont ensuite discutés avec le pharmacien responsable.

Résultats statistiques

Alors que le centre avait acquis le spectromètre UV-visible-IR dans le courant du mois de septembre 2007, 84% de la production était analysable et dosée par l'automate dès le mois de décembre 2008. Ainsi le dosage en routine était pratiqué sur 27 molécules anticancéreuses, anticorps monoclonaux compris. Sur la période de janvier à novembre 2008 le taux de conformité était en moyenne de 93%. Le nombre de poches refaites sur cette même période s'élevait à 0,4% soit 35 poches. La méthode s'avérait fiable conférant des indicateurs qualité reflétant le niveau d'activité de l'unité. Il fut envisagé suite à ces résultats, de proposer cette méthode à d'autres unités de préparations centralisée dans d'autres établissements. Rappelons néanmoins que la mise en place d'un tel équipement au sein de l'ensemble des unités de préparation centralisée n'est pas une obligation réglementaire, alors qu'elle est une garantie de sécurité pour le patient.

168

III-2-5. Logiciel d'aide à la prescription.

L'informatisation devient une exigence d'après les engagements des établissements de santé suite à leur adhésion au CBU. Cependant jusqu'à présent peu de textes encadrent le choix des logiciels, ce qui peut paraitre étonnant quand on sait qu'il s'agit d'un outil important dans la gestion de qualité au sein de l'unité. La circulaire DGS/DH n° 2 du 14 janvier 1994 relative à la validation des programmes informatiques permettant la fabrication des préparations magistrales hospitalières était l'une des premières réglementations concernant l'informatisation des unités de préparation centralisée.

La loi du 13 août 2004 charge la HAS d'établir une procédure de certification des Logiciels d'Aide à la Prescription (LAP). Ainsi selon l'article L. 161-38 du code de sécurité sociale : « La HAS est chargée d'établir une procédure de certification des logiciels d'aide à la prescription médicale ayant respecté un ensemble de règles de bonne pratique. Elle veille à ce que les règles de bonne pratique spécifient que ces logiciels permettent de prescrire directement en dénomination commune internationale et comportent une information relative à leur concepteur et à la nature de leur financement».

En date du 6 novembre 2009 le seul logiciel à être certifié par la HAS était le logiciel ALMAPRO 2.10® de la société ALMA. Il s'agit cependant d'une exigence non opposable puisque la démarche de certification est une démarche volontaire des fabricants de logiciel. La majorité des unités de préparation centralisée sont informatisées avec des logiciels qui n'ont pour l'instant pas de certification HAS. Rappelons cependant que tout système informatique est validé pour n'importe quel type d'utilisation.

Voyons maintenant quels sont les critères de choix d'un logiciel d'aide à la prescription. En premier lieu il s'agit d'établir un cahier des charges, ce que l'HAS réalise par ailleurs dans le cadre de la certification.

Le logiciel fonctionnant en réseau intranet, est conçu et validé pour permettre la prescription informatisée, le suivi et la traçabilité de la préparation ainsi que l'administration des chimiothérapies anticancéreuses. Il s'agit de l'élément principal du système d'assurance de la qualité de l'Unité. La prescription par protocole (thésaurus) est privilégiée, mais reste ouverte à des modifications contrôlées par le système. L'historique des prescriptions est géré avec calcul des doses cumulées reçues par patient. Un plan de préparation ainsi qu'un plan d'administration infirmier sont édités automatiquement. Des outils permettent le tri des lignes de cure à planifier par le pharmacien dans l'attente de la confirmation par le médecin de la prescription. L'administration effective ou non des chimiothérapies et thérapeutiques adjuvantes est validée dans le système par l'infirmière, ce qui fiabilise la mise à jour des traitements reçus.

A) <u>La conception</u>

Le cahier des charges du logiciel est établi et validé par les membres d'une équipe-projet pluridisciplinaire dans le respect des exigences :

- des médecins prescripteurs : accès rapide à la prescription par protocole, possibilité de s'éloigner des standards prévus, accès aux traitements antérieurs des patients ;

- des pharmaciens : traçabilité complète des produits et des actions, depuis la prescription nominative jusqu'à l'administration, dossier pharmaceutique tenu à jour, assistance à l'organisation du travail, suivi des consommations pharmaceutiques ;

- des préparateurs en pharmacie : édition des fiches de fabrication avec mode opératoire adapté à chaque préparation, gestion du prévisionnel, gestion de stock.

- du personnel infirmier des unités concernées : gestion automatique de plans d'administration infirmiers supprimant les tâches de recopie et instituant une aide à l'administration des médicaments.

- des informaticiens de l'unité d'informatique médicale : interfaçage du logiciel à l'informatique hospitalière.

Conformément aux exigences réglementaires, l'utilisation du logiciel doit être autorisée par la CNIL. Le fonctionnement en réseau s'impose en raison de la répartition géographique des services concernés ainsi que la diversité et le nombre des utilisateurs. Le logiciel peut utiliser des données du système d'information de l'établissement.

L'outil, nécessairement accessible à de nombreux utilisateurs en consultation, doit comporter un accès limité en fonction des droits déclarés de chaque professionnel. Cela est permis par la création de profils utilisateurs ainsi que l'utilisation de codes utilisateurs associés aux unités fonctionnelles (UF) où exercent ces utilisateurs (ceci fait l'objet de procédure d'assurance qualité).

Les profils sont les suivants : prescripteur (senior et junior), pharmacien (sénior et junior), infirmier, préparateur en pharmacie et administrateur du système. Seul le pharmacien responsable administrateur du système, ou son remplaçant, est autorisé à créer ou modifier les données de références pharmaceutiques et médicales (thésaurus des protocoles) contenues dans la base. Chaque protocole est systématiquement approuvé par son responsable médical avant activation, conformément à une procédure écrite intégrée au système qualité. La base de données utilisée permet une traçabilité de toutes les actions effectuées au sein du logiciel.

Le traitement statistique des données est suffisamment souple pour s'adapter aux besoins des différents utilisateurs. L'unité de fabrication (UPCO) dispose de plusieurs postes (planification, préparation, analyse), ainsi que de plusieurs imprimantes dont l'une est réservée à l'édition d'étiquettes auto-collantes permettant l'identification des préparations.

B) Fonctionnalités

B-(a) Prescription

La totalité des prescriptions de chimiothérapies orales ou injectables est gérée par le logiciel, qu'il s'agisse de médicaments anticancéreux, injectables *per os*, ou d'adjuvants (mesna, corticoïdes, etc.). Si la prescription médicament par médicament reste possible, la prescription par protocole déjà connu du système (thésaurus) est favorisée. Deux types de protocoles sont différenciés au sein du thésaurus : les protocoles standards et les essais cliniques dans le respect des bonnes pratiques cliniques.

Il est possible, au cours de la prescription d'un protocole, de supprimer ou d'ajouter des lignes de cures ou des jours de cures, de modifier les paramètres d'une cure (dose, volume et nature du vecteur). Ces modifications font l'objet, dans un premier temps, de contrôles automatiques par rapport aux données de références pharmaceutiques du logiciel (solvants autorisés, intervalles de concentration, dose maximale par injection, etc.).

La prescription est organisée en trois étapes successives :

- identification du patient : il s'agit de sélectionner un patient ou d'en créer un ;

- déclaration d'une stratégie thérapeutique : il s'agit, pour un patient donné, de choisir un ou plusieurs protocoles à administrer ;

- prescription détaillée d'une cure : il s'agit de déclarer le début d'une cure, le lieu de l'administration, les paramètres nécessaires au calcul des doses. Lors de la prescription, l'opérateur peut accéder à l'historique des cures déjà

préparation.

- Validation : il s'agit de sélectionner les lignes de cures planifiées qui vont rentrer immédiatement dans un cycle de préparation. En routine cette étape est réalisée par un préparateur. Les étiquettes et un plan d'administration infirmier correspondant à l'ensemble de la cure sont édités automatiquement lors de cette étape.

Le plan d'administration infirmier contient, outre le rappel du protocole, les modalités de préparation des médicaments non préparés par l'UPCO, les protocoles d'hyperhydratation, les protocoles de prévention des réactions de lyse cellulaire, les médicaments annexes, leur posologie et voie d'administration. L'enregistrement des préparations sur un ordonnancier conforme aux exigences réglementaires est automatique.

B-(c) Administration

La gestion active des administrations par les infirmières est une des particularités du système. La validation est faite par l'infirmière qui a effectivement administré l'anticancéreux. Les antériorités du patient (dose de chaque médicament, nombre et type de cure) sont alors mises à jour de façon fiable. En cas d'incident (non-administration, administration partielle, dates modifiées), le motif doit être saisi. Une liste des administrations à valider peut être éditée à la demande.

De plus lorsqu'une réaction allergique du patient est observée, elle doit être signalée à l'informatique. Il en sera tenue compte dans les recueils de pharmacovigilance de l'établissement transmis au centre référent de

174

pharmacovigilance, et le logiciel fera apparaitre à l'écran une alerte pour le médecin ainsi que pour le pharmacien et l'infirmière, concernant la réaction, afin qu'ils puissent en prendre compte soit en adaptant le traitement, soit en augmentant la surveillance lors des prochaines cures.

Rappelons que bien que le choix du logiciel informatique ne soit pas réglementé, le CBU impose l'informatisation de la préparation centralisée et plus largement de toutes les activités de prescription, et de dispensation hospitalières.

III-2-6. Développement de l'intervention pharmaceutique dans la prescription

Dans de nombreuses unités la validation pharmaceutique systématique de toutes les prescriptions est effective. Une validation pharmaceutique de la prescription implique à moyen terme une intervention pharmaceutique dans la prescription.

Quel est l'impact d'une intervention pharmaceutique sur les prescriptions de chimiothérapies anticancéreuses sur la qualité de la prise en charge des patients ?

Au centre de lutte contre le cancer de Jean Perrin une étude portant sur la validation des prescriptions et les interventions pharmaceutiques sur la période du 10 au 27 juillet 2009 a mis en évidence que 2 interventions sur 3 étaient acceptées et contribuaient à une réelle optimisation de la qualité du traitement et de la sécurité du patient. Les interventions pharmaceutiques étaient enregistrées en temps réel sur une fiche de recueil. Ces fiches détaillaient la nature de la modification proposée ainsi que la réponse du clinicien. Les problèmes rencontrés lors des interventions pharmaceutiques étaient de divers ordres. 50% d'entre elles concernaient une non-conformité au référentiel, 30% pour l'utilisation de protocoles non acceptables ou hors AMM, 20% pour le non respect de l'intercure. Les autres interventions concernaient pour 19% d'entre elles la non concordance entre la décision prise en RCP et la prescription, le reste pour des indications non traitées, des dossiers incomplets des surdosages ou sous dosages, voir des contre indications. Le pharmacien a démontré l'importance de son rôle notamment lorsque les adaptations posologiques ou les prémédications avaient été omises ou encore lorsque l'intercure n'était pas respectée. Ainsi de nombreux mésusages avaient pu être évités.

Selon la même méthode en 2009 une étude a été réalisée par des pharmaciens du GHI Le Raincy-Montfermeil sur l'impact des interventions sur la sécurisation du circuit des chimiothérapies et sur la qualité de la prise en charge des patients. L'analyse portait sur une période de plus de 15 mois (du 22/01/08 au 09/07/09). Les pharmaciens de l'unité de préparation centralisée des anticancéreux de cet établissement assuraient en 2009 au quotidien la validation des prescriptions de chimiothérapie (près de 8000 préparations par an). Certaines prescriptions donnaient lieu à des propositions de modification, relevant soit du choix du protocole soit d'éléments précis de la prescription.

Il a été observé que 144 prescriptions sur 4602 (3,1%) avaient fait l'objet d'une intervention pour modification de prescription. D'une part, 31% des interventions (45 cas) concernaient le choix du protocole (absence d'adéquation avec une décision prise en réunion de concertation pluridisciplinaire = 15 cas, nombre de cures excessif = 10 cas…). D'autre part, 69% des interventions (99 cas) portaient sur des éléments précis de la prescription (antécédent de réaction à un produit = 30 cas, suppression d'une prémédication devenue inutile = 29 cas, modification de dose dans un contexte clinique = 16 cas …). Ce dernier type d'intervention était sensiblement mieux admis par l'équipe médicale que les interventions concernant le choix du protocole (82% de modifications acceptées contre 60%). Des choix inappropriés de protocoles avaient notamment été détectés puis modifiés pour s'accorder à une décision prise en RCP, se conformer à l'AMM d'un produit ou encore répondre à une problématique spécifique à un patient.

L'étude a permis d'identifier les protocoles associant radiothérapie et chimiothérapie comme des protocoles à risque important d'erreurs de prescription. Ces protocoles ont donc été révisés par les radiothérapeutes et les pharmaciens afin d'améliorer l'adéquation entre séances de radiothérapie et cures de chimiothérapie. Un accès limité aux radiothérapeutes pour la prescription de tels protocoles a été décidé. Par ailleurs, un système d'alerte a été mis en place via le logiciel pour signaler aux médecins et pharmaciens les risques liés à un antécédent d'allergie ou d'intolérance à un produit chez un patient. Ces alertes sont également utilisées pour souligner une particularité à prendre en compte pour la prise en charge d'un patient (absence de voie d'abord veineux centrale, contrôle du poids, créatininémie à renseigner pour permettre le calcul de la dose de carboplatine …). Ces améliorations ont permis de réduire l'incidence des erreurs et donc des interventions.

III-2-7. Prescription et suivi pharmaceutique de la thérapie annexe à la chimiothérapie

Le suivi pharmaceutique est primordial pour l'adaptation des traitements annexes de la chimiothérapie dont les médicaments antiémétiques. Cette constitution des protocoles annexes des chimiothérapies, ou mises à jour ne peuvent se faire qu'après une étude des prescriptions.

Les protocoles antiémétiques ont considérablement évolués depuis l'apparition des sétrons et plus récemment de l'aprépitant. Une étude portant sur les prescriptions d'antiémétiques à l'hôpital de jour d'oncohématologie au CHU de Grenoble avait pour objectifs de décrire les traitements antiémétiques prescrits en prophylaxie primaire afin de les comparer aux recommandations internationales de l'ASCO et du MASCC et d'évaluer leur efficacité et leur tolérance.

Ainsi 32 patients ont été interrogés à l'aide d'un questionnaire permettant d'évaluer le score de risque émétisant personnel du patient, et le traitement prophylactique antiémétique prescrit, son efficacité et sa tolérance.

Cette étude montre que les traitements antiémétiques prescrits ne sont pas toujours conformes aux recommandations actuelles et peuvent être optimisés. Ainsi, les corticoïdes, bien que largement recommandés, sont peu utilisés dans la prévention des nausées vomissements retardés. Le risque émétique individuel ne semblait pas suffisamment pris en compte. La mise en place de supports de prescription informatisés (qui permettent au pharmacien d'accéder à l'information), adaptés à chaque niveau de risque devrait permettre de mettre en conformité et d'harmoniser les pratiques des prescripteurs et ainsi, au final, d'améliorer la prise en charge des patients.

Les protocoles de chimiothérapie du Thesaurus sont classés comme hautement, moyennement, faiblement et très faiblement émétisants et les thérapeutiques adjuvantes nécessaires sont répertoriées. Le choix de la voie IV est fait pour les setrons et corticoïdes prescrits les jours de chimiothérapies, seule la voie orale est maintenue pour l'Emend®.

Des ordonnances préétablies pour chaque protocole (et pour chaque cure si besoin) sont conçues sur un fichier Excel de façon à ce que le médecin n'ait qu'à saisir la date de début de cure pour que les jours d'administration des médicaments soient calculés automatiquement. Il ne peut en aucun cas modifier les médicaments prescrits, mais les dates peuvent être modulées (en cas de jour férié lors de la cure par exemple). Ces ordonnances sont remises de façon anticipée au patient pour la cure à venir.

A l'hôpital du Bessin il a été observé que du fait de la standardisation des protocoles, les prescriptions sont devenues uniformes quel que soit le prescripteur. Les prescriptions systématiques de benzodiazépines et de Primperan® ont disparu, de même que les prescriptions de sétrons en phase retardée. Les prescriptions de corticoïdes ont été homogénéisées (seul le Medrol® est prescrit, du fait de son AMM), avec disparition des chevauchements des prescriptions antiallergiques et antiémétiques, qui figurent maintenant sur une même ordonnance.

L'automatisation des prescriptions a permis l'édition de véritables plans de prise explicites pour le patient avec la date et le moment de prise, la posologie exacte exprimée en milligrammes et en nombre de comprimes a prendre.

179

Ces prescriptions automatisées permettent de sécuriser l'ensemble du circuit des prescriptions liées à la chimiothérapie. Ces ordonnances constituent une aide pour le patient, et permettent ainsi de l'encadrer, en limitant les incompréhensions, les oublis ou les erreurs et en clarifiant les prescriptions. La mise en place de ces ordonnances a été effectuée auprès des patients avec les infirmières et les médecins, et leurs premiers échos sont favorables.

III-2-8. Fabrication anticipée de doses arrondies de chimiothérapies anticancéreuses

Au CHU de Rouen la préparation des chimiothérapies anticancéreuses, conformément au bon usage des médicaments, est centralisée à la PUI de l'établissement depuis 2007. Douze milles préparations étaient réalisés par an dont plus de la moitié pour le service d'hépato-gastro-entérologie. Les préparations de 5-fluorouracile représentaient un tiers de leur production.

Des grandes variations d'activité au cours de la journée, avec un pic d'activité entre 10 et 12 heures, désorganisaient l'unité. A fin de dégager du temps et de mieux lisser l'activité sur la journée, le pharmacien responsable a réorganisé le travail. En collaboration avec les oncologues de l'établissement, il a réalisé une étude de faisabilité de préparations anticipées de chimiothérapies.

Tout d'abord des critères de choix ont été établis afin de sélectionner les molécules dont les préparations peuvent potentiellement être anticipées. Ensuite la stabilité des préparations dans les conditions prévues de l'étude a été vérifiée. Dans un troisième temps, les doses les plus appropriées à préparer ont été définies (standardisation des doses).

Les molécules ont été sélectionnées selon les critères de choix suivants : fréquence de préparation, répétitivité des doses, conditions de conservation et coût. Trois molécules ont été sélectionnées : le 5-fluorouracile (5FU), la gemcitabine, l'oxaliplatine. La majorité de la production concernait les préparations de 5FU, c'est pourquoi l'étude a été poursuivie avec cette molécule. D'après des données bibliographiques et des études de stabilité réalisées dans les conditions de conservation prévues, la durée de stabilité des préparations de 5FU a été établie à 45 jours pour les préparations en poches et à 38 jours pour les préparations réalisées dans des diffuseurs.

Les doses arrondies ont ensuite été déterminées afin de ne pas excéder 5% de variations par rapport à la dose prescrite. Cinq doses pour les préparations en poches et cinq pour celles dans les diffuseurs ont été choisies.

Les oncologues ont donné leur accord. Le process fut validé, et les préparations anticipées de doses arrondies de chimiothérapies furent mises en place en octobre de l'année 2007.

De plus doit-on considérer qu'il s'agirait alors d'une préparation hospitalière (Annexe n°1)?

III-2-9. Réattribution des préparations

A l'hôpital Saint-Antoine (AP-HP) en 2009 la préparation anticipée de chimiothérapies a été mise en place. Elle a permis d'optimiser le circuit des chimiothérapies et d'améliorer la prise en charge des patients en diminuant leur délai d'attente. En cas de non-administration, ces poches pouvaient être réattribuées sous certaines conditions (stabilité, conservation, dose de l'anti-cancéreux supérieure ou égale). Un circuit de réattribution des poches fut mis en place avec un système d'assurance qualité (procédures et traçabilité des poches). L'objectif de ce travail était de dresser un bilan sur cette réattribution.

Ainsi une étude rétrospective de 6 mois (janvier – juin 2009) fut menée. Les critères l'évaluation étaient : le nombre de poches non administrées, réattribuées et détruites, les anti-cancéreux impliqués, l'économie réalisée par la réattribution et le coût représenté par les poches détruites, les motifs de non-administration et de destruction.

La réattribution a permis de réaliser une économie pouvant être optimisée par la standardisation des doses. Ainsi la réattribution des poches est utile mais doit être limitée.

III-2-10. <u>Certification ISO 9001</u>

Les normes ISO apportent une exigence de qualité documentaire, de traçabilité et une amélioration constante de la qualité. La certification de cette norme n'est cependant pas une obligation réglementaire.

La norme ISO 9001 fait partie de la série des normes ISO 9000 relatives aux systèmes de gestion de la qualité ; elle donne les exigences organisationnelles requises pour l'existence d'un système de gestion de la qualité.

Les exigences sont relatives à quatre grands domaines :

-Responsabilité de la direction : exigences d'actes de la part de la direction en tant que premier acteur et permanent de la démarche.

-Système qualité : exigences administratives permettant la sauvegarde des acquis. Exigence de prise en compte de la notion de système.

-Processus : exigences relatives à l'identification et à la gestion des processus contribuant à la satisfaction des parties intéressées.

-Amélioration continue : exigences de mesure et enregistrement de la performance à tous les niveaux utiles ainsi que d'engagement d'actions de progrès efficaces.

L'unité de reconstitution des chimiothérapies du Centre de Lutte Contre le Cancer de Clermont-Ferrand a obtenu en novembre 2006 la certification AFAQ ISO 9001 : 2000. L'unité s'est engagée dans une politique volontariste d'amélioration de la qualité et de la sécurité des prestations.

Le champ de certification retenu concernait « la prise en charge des prescriptions et réalisation des chimiothérapies pour le compte des unités de soins conventionnels de l'établissement et pour le compte d'établissements tiers ».

Une revue de direction annuelle a permis de déterminer la politique et les objectifs qualité. Les objectifs qualité affichés étaient au nombre de six dont le thème du contrôle de qualité des préparations. Des indicateurs de qualités ont été définis, taux de préparation aliquotée, taux de non conformité par molécule dosée, taux global de non conformité des préparations, nombre de protocoles révisés, niveau de contamination chimique, nombre de dysfonctionnements, nombre de réclamations liées à la tarification, nombre d'objectifs qualité atteints par rapport au nombre défini. La démarche de certification impose également de recueillir les non conformités, de les analyser et de mettre en place des actions préventives et correctrices. Enfin les services certifiés doivent mettre en place des actions d'audit interne pour s'assurer du fonctionnement et de l'organisation de leurs services et de l'amélioration de la qualité.

Ainsi la revue de direction de fin d'année 2006 a permis de faire un suivi des objectifs, des processus et des indicateurs qualité. Cinq objectifs sur six ont été atteints. Les indicateurs qualité ont également été analysés.

La démarche de certification est très structurante car elle permet de maintenir de façon permanente l'exigence de qualité et d'entretenir la motivation grâce à l'affichage permanent des indicateurs qualité. Ceux-ci sont réévalués chaque année. Les cellules qualité et les revues de direction permettent, de manière constructive, l'amélioration des outils et l'adaptation des ressources, ainsi qu'une évaluation pertinente du Système de Management de la Qualité. On peut envisager que celle-ci devienne une obligation réglementaire permettant ainsi un contrôle plus efficace des autorités de santé et une harmonisation des pratiques concernant les contrôles de l'activité.

III-2-11. Préparation d'anticancéreux dans le cadre de l'HAD

L'HAD n'est pas une obligation réglementaire. Cependant elle est encouragée par les pouvoirs publics au travers des dernières lois de financement de la sécurité sociale, et des plans cancers 2003 et 2009.

Le cadre a été assoupli, la possibilité de créer des places d'HAD sans fermeture de lits a été autorisée (ordonnance du 4 septembre 2003 et circulaire DHOS du 4 février 2004). De plus, dans le cadre de la troisième génération de SROS, seule l'implantation des structures est soumise à autorisation des ARHs. Cette autorisation ne porte ni sur le nombre de places ni sur le volume d'activité.

Compte tenu des exigences en termes de sécurisation du circuit du médicament imposées par la réglementation il est essentiel, quelle que soit l'organisation en place:

-De confier à un pharmacien la mise en place de l'assurance qualité sur l'intégralité du circuit du médicament, depuis la prescription jusqu'à l'administration, en réalisant une réelle traçabilité de toutes les étapes y compris le transport et la gestion des déchets.

-D'impliquer le binôme "pharmacien-médecin coordonnateur" dans le bon usage du médicament et la lutte contre la iatrogénie médicamenteuse.

La sécurisation du circuit du médicament passe par la traçabilité de celui-ci jusqu'à l'administration.

L'HAD de l'AP-HP assure une activité de chimiothérapie à domicile d'environ 6000 préparations par an sur Paris et la petite couronne. Une informatisation du circuit des chimiothérapies à domicile a été mise en place en interfaçant le logiciel Chimio® utilisé par les établissements prescripteurs et le logiciel Chimio® dédié à l'HAD pour la préparation et l'administration. Afin d'assurer également une traçabilité de la phase d'acheminement au domicile des patients, un outil de traçabilité des emballages isothermes utilisés pour le transport des préparations de chimiothérapie a été mis en place parallèlement au développement de l'informatisation au domicile des patients.

L'outil de traçabilité, présenté sous forme d'un formulaire web, a été développé a partir de la solution Silverlight® 2.0 (Microsoft) par le service informatique de l'HAD. Le formulaire web est accessible par les préparateurs et pharmaciens de l'unité de production de l'HEGP et les infirmières de l'HAD au domicile du patient. L'accès au formulaire nécessite l'identification de l'utilisateur. Au moment du colisage, la saisie du numéro d'ordonnancier sur le formulaire web permet de récupérer les informations du logiciel Chimio® relatives à l'identification du patient et à la préparation (n° d'ordonnancier, date de la préparation, nom du anticancéreux, dose, date et heure de péremption). Le code identifiant l'enregistreur de température est alors tracé sur le formulaire. Le préparateur sélectionne également la durée d'efficacité de l'emballage selon la configuration choisie. En fonction de l'ensemble de ces informations, un algorithme génère un « code-barres » qui est alors édité puis collé sur l'emballage isotherme. Au domicile, l'infirmière identifie le colis par la lecture du « code-barres » ce qui permet de tracer la date et heure d'ouverture de l'emballage. Elle vérifie l'intégrité du colisage, la conservation de la chaine du froid par la lecture de la sonde de température ainsi que l'identité du malade, l'identification du produit et son adéquation à la prescription. La validation de chacun de ces items sur le formulaire web rend la préparation conforme. L'infirmière peut alors procéder à l'administration dont la validation permet de tracer la date et l'heure.

Ainsi la mise en place du formulaire web permet d'assurer la traçabilité de la phase de transport des préparations de chimiothérapie et ainsi d'aboutir à une traçabilité complète du circuit des chimiothérapies à domicile en complémentarité avec le logiciel Chimio®. L'outil de traçabilité offre également l'opportunité de connaitre le temps infirmier précis au domicile des patients, donnée indispensable dans le cadre d'une évaluation du coût des chimiothérapies à domicile basée sur l'échelle nationale de coût.

III-2-12. Evaluation des moyens humains pour assurer l'activité

La présence effective du pharmacien est obligatoire dans l'activité de préparation centralisée. Le pharmacien peut réaliser l'ensemble des préparations qui sont effectuées au sein de l'unité. La présence du pharmacien au sein de l'unité de préparation centralisée est requise pour effectuer la validation des prescriptions, la validation des fiches de fabrication, la prise de décision dans les questions de non-conformité des produits à dispenser etc…

L'équipe est constituée de préparateurs, d'aide-préparateurs (ouvrier professionnel), ainsi que d'agents hospitaliers. Le travail de manipulation effectué par les préparateurs en unité de préparation centralisée est souvent cadencé et monotone. Bien que les gestes soient répétitifs, il est important pour le préparateur de garder un bon niveau de vigilance afin de prévenir tout accident. Il peut s'agir par exemple d'erreur de fabrication (erreur d'utilisation d'un flacon inapproprié, erreur de purge d'air de l'extension, erreur dans le prélèvement du surplus de véhicule, erreur dans la dose de médicament injecté etc) entrainant la remise en préparation, ou de geste malencontreux mettant sa sécurité en jeu (piqure d'aiguille). De plus une cadence importante peut être à l'origine d'une erreur dans la vérification de la fiche de fabrication. L'expérience du préparateur et sa vigilance seront alors primordiales pour alerter le pharmacien sur une incohérence dans le mode opératoire inscrit sur la fiche de fabrication.

Il en va donc de la sécurité du patient, de la qualité de la préparation, mais aussi de la sécurité du personnel de prévoir des effectifs suffisant pour répondre à un important volume d'activité.

Notons que comme le prévoit le code du travail, il appartient à l'employeur ou dans le cas qui nous importe au responsable de l'unité, d'aménager les cadences de travail et de réduire autant que possible la monotonie des tâches à accomplir, afin de garantir de bonnes conditions de travail aux employés.

Hors dans les textes réglementaires il n'est pas fait mention d'effectif minimum par rapport à un volume d'activité donné, ni de mesure visant à réduire la monotonie du travail. Il existe néanmoins des recommandations de la SFPO, sur les effectifs à allouer au volume d'activité. Selon la loi l'effectif doit être suffisant pour assurer une activité maximum, en unité de préparation centralisée (RBPP).

Tableau 4 : équivalents temps plein (ETP) recommandés des professionnels en unité de préparation centralisée.

Personnel	2500 prép/an	5000 prép/an	10000 prép/an	+ de 15000 prép/an
Médical	0,5 ETP Pharmacien	1 ETP Pharmacien 1 Interne	1 ETP Pharmacien 1 ETP Assistant 1 Interne	1 ETP Pharmacien 1,5 ETP Assistant + interne(s)*
Paramédic al	0,5 ETP Préparateur	1 ETP Préparateur 0,5 à 1 OP	2,5 ETP Préparateur 1 à 1,5 OP	3 ETP Préparateur* 2 OP*

* à adapter en fonction du contexte local (situation géographique, modalités d'organisation...)

ETP : équivalent temps plein

OP : ouvrier professionnel ou aide préparateur.

Concernant la monotonie au travail elle peut être réduite en faisant un roulement des préparateurs entre les postes de préparation et les postes de gestion qualité, de gestion des déchets d'approvisionnement, gestion de stock, ou gestion du prévisionnel pour les jours à venir.

Un roulement est aussi possible entre les préparateurs des différents sites de la PUI. Cette dernière solution implique une formation aux gestes de préparations de l'ensemble des préparateurs de la PUI participant à cette organisation.

III-2-13. Surface minimum pour la mise en place d'une unité de préparation centralisée

Il s'agit là aussi de conditions de travail nécessaires à la réalisation de préparations de bonne qualité, à la sécurité du patient ainsi que celle du préparateur.

La SFPO donne des recommandations aux professionnels sur ce point.

- A partir de 5000 préparations par an, les surfaces minimales suivantes sont recommandées :

Tableau 5 : surfaces recommandées des différentes zones d'une unité de préparation centralisée.

	1 hotte	2 hottes	3 hottes	isolateur
SAS	5m²	5m²	5m² ou plus	5m²
zone de préparation	15m²	25m²	30 à 50 m²*	30 à 60m² *
zone de travail externe	20m²	25m²	30 à 40 m² ou plus*	
surface totale	40m²	55m²		

* selon l'activité et l'organisation du travail

Il n'existe aucune réglementation sur ce point, si bien qu'il est parfois étonnant de voir la petite taille de certaines unités de préparation et le nombre de personnes qui y travaillent.

Surface minimum, effectif, équipement de protection, mutualisation ou externalisation, moyen de traçabilité etc… sont autant de problématiques pour lesquelles il existe des recommandations qui ne connaissent pas de textes réglementaires qui les rendent opposables. Les textes opposables permettraient de fixer des lignes directrices afin d'harmoniser les pratiques. Les problématiques abordées dans le cadre de ce sujet ne traitent pas exhaustivement les problématiques rencontrées mais elles figurent au premier plan des interrogations que j'ai pu me poser durant mon expérience au sein d'unités de préparation centralisée.

IV. <u>Discussion</u>

Suite aux perspectives d'évolution précédemment définies, il serait possible de penser l'unité de préparation centralisée telle qu'elle pourrait exister dans les années à venir lorsque certaines des recommandations que nous avons vues seront appliquées au sein des unités sur l'ensemble du territoire. L'unité de préparation centralisée devrait ainsi être mutualisée entre trois ou quatre établissements accueillant des services de traitement du cancer. Ainsi cette mutualisation permettrait de dégager d'importants moyens financiers. Il est tout à fait envisageable qu'une telle unité puisse assurer entre 2000 et 5000 préparations par mois. Les effectifs doivent bien entendu être adaptés à un tel volume d'activité. L'équipe pourrait ainsi compter quatre équivalents temps pleins pharmaciens, et jusqu'à douze équivalents temps pleins préparateurs. Il serait raisonnable de compter deux aides préparateurs pour assurer le montage de la stérilisation, le stockage, l'élimination des déchets, et les opérations d'archivage.

L'unité devrait être équipée de deux isolateurs composés chacun d'un élément destiné à la préparation, d'un l'élément de stérilisation à capacité importante et d'un élément de stérilisation à faible capacité permettant l'entrée rapide de matériel en zone de préparation. L'élément destiné à la préparation devrait être constitué de quatre postes de préparation. Ces quatre postes de préparation seraient uniquement dédiés à la préparation de produits cytotoxiques. Les anticorps monoclonaux seraient préparés sous hotte à flux laminaire. Ainsi l'unité serait équipée de deux hottes à flux laminaire de type PSM II. Les deux préparateurs supplémentaires devront alors effectuer les tâches annexes à la préparation c'est-à-dire la gestion de stock, la mise en place du prévisionnel, le contrôle visuel des poches en sortie d'isolateur. L'organisation de l'activité imposerait un roulement entre les différents postes.

L'unité pourrait de plus être équipée d'une hotte à flux laminaire supplémentaire toujours libre, permettant de faire un second prélèvement sur une poche dont le résultat en contrôle analytique s'avère incorrect, et éventuellement pour d'autres opérations ne nécessitant pas de mesures de protection supplémentaire. Afin d'assurer le contrôle analytique l'équipe compterait un technicien de laboratoire formé à l'utilisation en routine et aux dépannages du spectromètre infra rouge. Un pharmacien spécialisé dans les méthodes analytiques assurerait le contrôle de l'appareil en routine et au long terme. L'ensemble de ces équipements devrait être qualifié et validé ainsi que le logiciel de pilotage du spectromètre et le logiciel d'aide à la prescription. Cette unité fonctionnerait bien entendu dans le respect de la réglementation actuelle, notamment s'agissant de la conception des locaux, du respect des zones d'atmosphère contrôlée etc...

Les études menées sur la réattribution ou la préparation à l'avance de doses arrondies nécessiteraient que l'ensemble de la profession se penche sur la question afin d'en éprouver le procédé. Si ces procédés peuvent tout en garantissant une bonne qualité de préparation contribuer à l'amélioration de la qualité ils ne doivent pas être négligés.

Les nouvelles attributions de l'activité de préparation centralisée obligent le pharmacien à développer de nouveaux outils de traçabilité lors du transport. Le contrôle de la température et l'identification du produit à l'arrivée grâce à un système informatisé pourrait être développé. Dès lors l'implantation géographique de l'unité de préparation centralisée au sein d'un

194

établissement hospitalier s'avère ne plus être une nécessité. En effet on peut tout à fait imaginer que pour des raisons de proximité avec des établissements mutualisant l'activité de préparation centralisée, celle-ci puisse être implantée à l'extérieur de ces établissements.

Conclusion

L'harmonisation des bonnes pratiques, la réduction des dépenses de santé, les normes d'assurance qualité et l'utilisation de thérapies innovantes contraignent le pharmacien responsable d'unité de préparation centralisée à s'adapter, notamment par la mise en place de nouvelles procédures. Les pharmaciens rendent compte de leurs expériences à l'ensemble de la communauté scientifique grâce aux médias spécialisés. Ces publications peuvent servir de recommandations pour d'autres professionnels confrontés aux mêmes problèmes. Grâce à une harmonisation des pratiques elles peuvent facilement être appliquées au sein d'autres unités. Les nouvelles pratiques doivent être réglementées, et la réglementation existante doit être précisée. Les autorités de santé doivent dans un premier temps valider les pratiques puis ensuite sur la base de publications elles doivent mettre en place un cadre réglementaire. Ainsi ces publications sont sélectionnées puis synthétisées pour élaborer un référentiel de bonnes pratiques. Pour rendre l'évolution de ce cadre réglementaire plus réactive et en prise directe avec la pratique professionnelle, l'HAS préconise une labellisation des publications. Elles deviendraient alors des références opposables.

L'évolution de la pratique professionnelle s'accompagne et repose en grande partie sur les innovations techniques. Ces innovations techniques sont possibles grâce à l'utilisation d'équipements de pointe. La volonté politique de maîtriser les dépenses de santé et l'évolution de la technique à l'origine d'importantes dépenses encouragent les établissements à mettre en commun leurs moyens financiers. Ainsi les unités de préparation centralisée des centres de lutte contre le cancer prennent en charge une partie croissante des préparations des services d'oncologie des établissements voisins. De plus la mise en place de l'hospitalisation à domicile tend à se développer et est encouragée par les pouvoirs publics. Cette prise en charge des préparations se fait soit par la signature d'un contrat de sous-traitance soit par la mutualisation de l'activité en respectant le schéma régional d'organisation des soins selon le contrat pluriannuel d'objectifs et de moyens. Cette dernière solution de mutualisation est la solution privilégiée par les autorités de santé et les pouvoirs publics. Il devient alors possible d'optimiser la qualité des préparations, la protection du personnel, la maîtrise des dépenses de santé et de sécuriser le circuit du médicament.

Ainsi les évolutions des unités de préparation centralisée dans le cadre de cette mutualisation, du développement de l'HAD, et d'une réglementation réactive en prise directe avec la pratique professionnelle pourraient s'envisager selon trois tendances. Il s'agit d'abord d'évolution de gestion du personnel et des conditions de travail, ensuite d'évolution dans le choix des équipements, et enfin d'évolution concernant le contrôle qualité.

Concernant la gestion du personnel et des conditions de travail il pourrait être envisageable de fixer comme le préconise la SFPO, dans le cadre réglementaire, des effectifs bien déterminés en équivalent temps pleins pour un volume d'activité donnée. D'autre part une surface minimum pour l'unité de préparation centralisée et pour chaque poste au sein de cette unité devrait être réglementée. Concernant le choix des équipements l'isolateur pourrait devenir le seul équipement réglementaire pour les préparations de produits cytotoxiques. Une hotte à flux laminaire ou tout autre poste de sécurité cytotoxique pourrait être réservée aux préparations des anticorps monoclonaux afin d'en séparer la ligne de production de celle des produits cytotoxiques et d'éviter ainsi les contaminations croisées.

Toujours dans le choix des équipements une certification des logiciels d'aide à la prescription est déjà possible. Cette certification émise par l'HAS n'est cependant pas une obligation pour les fabricants. Un cahier des charges tel que nous l'avons précédemment vu semble apporter des garanties importantes quant au suivi de la prise en charge du patient. Sur ce même modèle il serait envisageable de voir évoluer le cadre réglementaire concernant le choix de cet équipement. Enfin concernant la mise en place d'un contrôle analytique avant libération comme nous l'avons vu cette pratique pourrait devenir une obligation réglementaire.

L'évolution du cadre réglementaire devrait être facilitée par une volonté d'adapter rapidement l'activité de préparation centralisée à la conjoncture économique, ainsi qu'à une demande des professionnels et indirectement des usagers, soucieux de la qualité de la prise en charge et des produits qui leurs sont administrés. L'activité de préparation centralisée suit une évolution générale au monde hospitalier ainsi qu'à l'ensemble du monde de la santé. Il serait intéressant d'étendre cette réflexion à d'autres activités du monde de la santé, c'est-à-dire à l'ensemble des services des établissements de soins.

Bibliographie

1.BALTY I, INRS Paris et al. *Postes de sécurité microbiologique, postes de sécurité cytotoxiques choix et utilisation.* Cahiers de notes documentaires hygiènes et sécurité du travail, 2003, n°193, page...

2.BASTERI MJ, DANI.J, FITY S. *Mise en place d'une unité centralisée de préparation des cytotoxiques sous hotte a flux laminaire. Expérience de deux centres hospitaliers du sud-est.* Date de rédaction, janvier 2002

3.BENIZRI F, GUERIN J, LEMOINE O, GEENEN O, PROGNON P, BONAN B. *Mise en place d'un outil de traçabilité des emballages isothermes utilisés pour le transport des préparations de chimiothérapie administrées à domicile*, Nice, livre de congrès de la société française de pharmacie oncologique, 2007

4.BERETTA et al. *Les postes de sécurité pour la manipulation des médicaments cytotoxique,* Documents pour le médecin du travail, 1997, n°71, page...

5.BERRY J, BUCLEZ A, REY C, LEMOIGNE A, CHARLETY D, ALLENET B, CALOP J, FORONI L. *Prescriptions d'antiémétiques à l'hôpital de jour d'oncohématologie au chu de Grenoble*, Nice, livre de congrès de la société française de pharmacie oncologique, 2007

6.Bonnes pratiques de pharmacie hospitalière. 1ère édition – juin 2001.

7.Bonnes pratiques de préparation. Date de publication : janvier 2008

8.BOUE S et al. Etude sur les conditions de réalisation des préparations et des reconstitutions des anticancéreux dans les établissements de santé.

199

Paris, DHOS, Septembre 2005

9.Ministère des Affaires Sociales et de l'Intégration. Ministère délégué à la Santé. Direction de la Pharmacie et du Médicament. Bonnes Pratiques de Fabrication. Direction des Journaux Officiels, Paris, 1993

10. Circulaire DPHM/DH n°678 du 3 mars 1987 et circulaire DGS/DH n°98/213 du 24 mars 1998

11. BOULEY M. *La reconstitution des anticancéreux a l'hôpital : démarche qualité et inspection.* Mémoire de l'Ecole Nationale de la Santé Publique, 65 pages, 2002.

12. BROSSARD D, CROZE R. *Bonnes Pratiques de Préparation à l'Hôpital.* Publication de l'ASSIPHAR Bulletin n°13 - Janvier 2003.

13. BUONSIGNORI C. *Les erreurs médicamenteuses et le circuit du médicament anticancéreux.* Mémoire de l'école nationale de santé publique 2003

14. Cahier des charges des unités centralisées en pharmacie pour la préparation des agents anticancéreux. Réseau ONCOLOR, Agréée par le directeur de l'Agence Régionale de l'Hospitalisation de Lorraine par décision du 21 juillet 2000

15. CAMUT A, KHALIFE A, NOIREZ V. *Impact de la mise en place d'une méthode analytique de contrôle des préparations d'anticancéreux : l'expérience messine,* Nice, livre de congrès de la SFPO, 2007

16. CHEVRIER R, BROUSSARD P, DUBOST JL, VERNIERE V, CHAZAL S, GAUTHIER R, THOMAS C, LORIDANT S, DOLY M.

Certification iso 9001 : 2000 de l'unité de reconstitution des chimiothérapies du centre de lutte contre le cancer de Clermont-Ferrand, Nice, livre de congrès de la société française de pharmacie oncologique, 2007

17. Circulaire N°DSS/FSS/DHOS/E2/SG/2009/180 du 16 juin relative aux actions locales à conduire (contrôle des contrats de bon usage, application du dispositif de régulation) pour la maîtrise des produits de santé des listes en sus

18. Contrat de bon usage du médicament des produits et prestations, Auvergne, Janvier 2010

19. CORNIL X. *Bonnes pratiques de préparations, présentation et points particuliers.* Publication de l'AFSSAPS

20. Critères d'agrément de l'INCa, juin 2008

21. DANIEL A. Evaluation de l'activité de reconstitution des médicaments anticancéreux dans la région de Champagne Ardenne. DRASS Champagne Ardenne. Janvier 2006

22. Etat des lieux de la chimiothérapie anticancéreuse en France, Assurance, Communiqué de presse de 18 janvier

23. FAYE K et al. Sous-traitance de préparations des chimiothérapies anticancéreuses ou des reconstitutions de spécialité de chimiothérapies anticancéreuses. DRASS PACA

24. FLACY M, BROSSARD L. *Manipulation des chimiothérapies anticancéreuses, enquêtes dans les services hospitaliers.* INRS. Document

pour le médecin du travail n°68, 4^{ième}trimestre 1996.

25. HEBERT B, TRUET S, MORA JJ, ALLAIN P, LEMOINE D. *Mise à jour des protocoles antiémétiques et création d'ordonnances automatisées par protocole de chimiothérapie*, Nice, livre de congrès de la société française de pharmacie oncologique, 2007

26. LEBOUCHER G. *Risques liés à l'exposition aux cytostatiques pour le personnel soignant*, Paris : Masson, Presse Med 2002.-31, 15300.

27. Liens BPP-BPF François Bruneaux, AFSSAPS, Saint-Denis, France (GERPAC 3/10/08)

28. MARANINCHI   D,   *Mémorandum   sur   la   chimiothérapie anticancéreuse. Evolution de la pratique, suivi et analyse de l'utilisation des molécules hors GHS, réflexions et propositions pour le futur.* Paris, INCa, Octobre 2008

29. MELE P. *Préparation des chimiothérapies anticancéreuses en PACA. Etat des lieux 2008 et BPP.* Ministère de la jeunesse des sports et de la vie associative. DRASS PACA. Inspection régionale de la pharmacie, présentation juin 2008

30. PHILIPPE S, SOLANS V, CALTOT JC, COQUARD A, DIEU B. *Faisabilité de la préparation anticipée de doses arrondies de chimiothérapies anticancéreuses* Nice, livre de congrès de la société française de pharmacie oncologique, 2007

31. PIGNERET-BERNARD S, DIVANON F. *Prévention des nausées et vomissements induits par les chimiothérapies : adaptation des*

recommandations existantes à la pratique courante, Nice, livre de congrès de la société française de pharmacie oncologique, 2007

32. Plan cancer 2003-2007 et 2009-2013

33. Procédures opératoires standard de la SFPO

34. Recommandations concernant préparation des chimiothérapies. Réseau onconormand. Edition 2004

35. RENZULLO, PAILLET C, PIVOT C. *Analyse comparative des méthodes analytiques de dosage des préparations d'anticancéreux en unité de reconstitution centralisé,* Nice, livre de congrès de la société française de pharmacie oncologique, 2007.

36. Thèmes d'action coordonnée 2009 : maîtrise des dépenses des spécialités pharmaceutiques et des produits et prestations inscrits sur la liste financée en sus des prestations d'hospitalisation, Paris, commission exécutive de l'ARS, Juin 2009

37. TOURID W, TERKEMANI A, FERRY M, FAUVELLE F. *Interventions pharmaceutiques sur les prescriptions de chimiothérapies anticancéreuses : quel impact sur la qualité de la prise en charge des patients*, Nice, livre de congrès de la SFPO, 2007

Sites internet :

38. www.adiph.org

39. www.afssaps.sante.gouv.fr

40. www.assemblee-nationale.fr

41. www.e-cancer.fr (site de l'INCa)

42. www.fnclcc.fr

43. www.gerpac-2009.org

44. www.has-sante.fr

45. www.legifrance.gouv.fr

46. www.publicsenat.fr

47. www.sante.gouv.fr

48. www.sante-jeunesse-sports.gouv.fr

49. www.sfpo.com

Annexes

Annexe N°1

Code de la santé publique

- Partie législative
  - Cinquième partie : Produits de santé
    - Livre Ier : Produits pharmaceutiques
      - Titre II : Médicaments à usage humain
      - Chapitre Ier : Dispositions générales.

Article L5121-1
Modifié par Ordonnance n°2010-177 du 23 février 2010 - art. 26

On entend par :

1° Préparation magistrale, tout médicament préparé selon une prescription médicale destinée à un malade déterminé, soit extemporanément en pharmacie, soit dans les conditions prévues à l'article L. 5125-1 ou à l'article L. 5126-2 ;

2° Préparation hospitalière, tout médicament, à l'exception des produits de thérapies génique ou cellulaire, préparé selon les indications de la pharmacopée et en conformité avec les bonnes pratiques mentionnées à l'article L. 5121-5, en raison de l'absence de spécialité pharmaceutique disponible ou adaptée par une pharmacie à usage intérieur d'un établissement de santé, ou par l'établissement pharmaceutique de cet établissement de santé autorisé en application de l'article L. 5124-9 ou dans les conditions prévues à l'article L. 5126-2. Les préparations hospitalières sont dispensées sur prescription médicale à un ou plusieurs patients par une pharmacie à usage intérieur dudit établissement. Elles font l'objet d'une déclaration auprès de l'Agence française de sécurité sanitaire des produits de santé, dans des conditions définies par arrêté du ministre chargé de la santé ;

Annexe N°2

Code de la santé publique

- Partie réglementaire
  - Cinquième partie : Produits de santé
    - Livre Ier : Produits pharmaceutiques
      - Titre II : Médicaments à usage humain
        - Chapitre VI : Pharmacies à usage intérieur
          - Section 1 : Pharmacies à usage intérieur des établissements de santé, des hôpitaux des armées, des établissements de chirurgie esthétique, des établissements médico-sociaux, des syndicats interhospitaliers, des groupements de

207

coopération sanitaire et des
établissements pénitentiaires
- Sous-section 2 : Installation et
fonctionnement.

Article R5126-9
Modifié par Décret n°2010-344 du 31 mars 2010 - art. 156

Sous réserve de disposer des moyens en locaux, personnel, équipements et
systèmes d'information nécessaires, les pharmacies à usage intérieur
peuvent être autorisées à exercer les activités prévues aux articles L. 5126-
5 et L. 5137-2, notamment :

1° La réalisation des préparations hospitalières à partir de matières
premières ou de spécialités pharmaceutiques ;

2° La réalisation des préparations rendues nécessaires par les recherches
biomédicales mentionnées à l'article L. 5126-11, y compris la préparation
des médicaments expérimentaux mentionnée à l'article L. 5126-5 ;

3° La délivrance des aliments diététiques destinés à des fins médicales
spéciales mentionnés à l'article L. 5137-1 ;

4° La stérilisation des dispositifs médicaux dans les conditions prévues par
le décret mentionné à l'article L. 6111-1 ;

5° La préparation des médicaments radiopharmaceutiques ;

6° L'importation de médicaments expérimentaux ;

7° La vente de médicaments au public dans les conditions prévues à
l'article L. 5126-4 ;

8° La réalisation de préparations magistrales ou hospitalières, la
reconstitution de spécialités pharmaceutiques ainsi que la stérilisation de
dispositifs médicaux pour le compte d'autres établissements ou de

professionnels de santé libéraux, dans les conditions prévues aux cinquième et sixième alinéas de l'article L. 5126-2 et à l'article L. 5126-3.

Pour la préparation et l'importation des médicaments expérimentaux mentionnées au 2° et au 6°, les pharmacies à usage intérieur sont soumises aux dispositions des articles R. 5124-57-1 à R. 5124-57-6.

L'activité prévue au 7° est réservée aux pharmacies à usage intérieur des établissements de santé, à l'exception de celles exclusivement dédiées à des établissements d'hospitalisation à domicile, à des unités de dialyse à domicile ou à des unités d'autodialyse.

Les dispositions des articles L. 5126-4 et L. 5126-11 sont applicables aux hôpitaux des armées ainsi qu'aux syndicats interhospitaliers et aux groupements de coopération sanitaire gérant des pharmacies à usage intérieur.

Annexe N°3

Guide de Légistique

I. CONCEPTION DES TEXTES

1.3 Hiérarchie des normes

1.3.1 Différentes normes

Version du 20 octobre 2007

En vertu du principe de légalité, chaque norme juridique doit se conformer à l'ensemble des règles en vigueur ayant une force supérieure dans la hiérarchie des normes, ou du moins être compatible avec ces normes. La méconnaissance de ce principe est non seulement source de désordres juridiques, mais elle constitue également une faute de l'auteur du texte illégal, susceptible d'engager la responsabilité de la collectivité publique en cause devant les juridictions nationales, communautaires ou internationales. Il est, dès lors, impératif de veiller scrupuleusement à ce que les nouvelles dispositions édictées se trouvent en harmonie avec la hiérarchie des textes déjà en vigueur ou susceptibles de l'être à la date à laquelle ces dispositions prendront effet (lois ou règlements internes ou communautaires en cours d'élaboration, conventions internationales en voie de ratification...).

Les normes constitutionnelles

Elles sont au sommet de la hiérarchie de notre droit. Elles comprennent l'ensemble du « bloc de constitutionnalité » composé des règles suivantes :

- le préambule et les articles de la Constitution du 4 octobre 1958 ;

- le préambule de la Constitution de 1946 ;

- la Déclaration des droits de l'homme et du citoyen de 1789 ;

- la charte de l'environnement

- les principes fondamentaux reconnus par les lois de la République ;

- les principes et objectifs de valeur constitutionnelle.

Dans l'ordre interne, les normes constitutionnelles prévalent sur toutes les autres, y compris les engagements internationaux (CE Ass. 30 octobre 1998, Sarran, Levacher et autres).

Prévues par la Constitution en vue de préciser les modalités d'application de certaines de ses dispositions, les lois organiques ne font pas pour autant partie du « bloc de constitutionnalité ». Cependant, une loi ordinaire ne peut empiéter sur le domaine de la loi organique (CC, n° 84-177 DC du 30 août 1984), ni méconnaître les dispositions d'une telle loi (n° 60-8 DC du 11 août 1960).

Les normes internationales

Issues des engagements internationaux de la France et régulièrement introduites dans notre droit, elles s'imposent à toutes les normes de droit interne exceptées celles qui ont valeur constitutionnelle. Cette primauté englobe le droit dérivé, créé par les organisations internationales instituées par les traités. Le droit dérivé des institutions communautaires (règlements, directives, décisions à caractère réglementaire) y tient une place toute particulière du fait de l'abondance et de la variété des normes qui en sont issues. Tout texte de loi ou de règlement de droit interne est ainsi susceptible d'être censuré ou écarté pour incompatibilité avec les règles de droit international opposables. Seule, le cas échéant, la non application d'un traité par l'autre ou les autres parties est susceptible de priver les stipulations de ce traité de leur force juridique.

Le Conseil d'Etat (Ass. 20 octobre 1989, Nicolo) et la Cour de cassation (Ch. mix. 24 mai 1975, Sté des cafés J. Vabre), par application de l'article 55 de la Constitution, veillent à la prééminence du droit international, y compris le droit dérivé, sur les lois et règlements. Une loi, fût-elle postérieure à une règle de droit international opposable, ne peut méconnaître une telle règle et cette interdiction s'étend à tous les actes réglementaires.

Les lois

Elles s'imposent à l'ensemble des normes réglementaires. L'élaboration d'un décret doit ainsi toujours comporter un examen des champs de compétence respectifs de la loi et du règlement et, si l'on est dans le champ de compétence de la loi, un examen des normes législatives à respecter (voir fiche 1.3.2., répartition loi/règlement). Si une loi qui empiète sur le domaine du règlement n'en est pas pour autant déclarée inconstitutionnelle (CC. n°82-143 DC du 30 juillet 1982), un règlement qui empiète sur le domaine de la loi est nécessairement illégal. De même, le juge administratif se refusant à apprécier la constitutionnalité des lois, un règlement contraire à une loi, alors même que celle-ci serait intervenue dans un domaine réglementaire, est systématiquement déclaré illégal.

Les textes réglementaires d'application des lois doivent également se conformer aux éventuelles réserves d'interprétation formulées par le Conseil constitutionnel lors de son examen de la conformité des lois à la Constitution.

On notera qu'ont force de lois les actes dits lois du gouvernement de Vichy maintenus en vigueur lors du rétablissement de la légalité républicaine (CE, 22 mars 1944, Vincent), les ordonnances prises par le gouvernement provisoire de la République entre 1944 et 1946 (CE, 22 février 1946, Botton) et les dispositions prises par le premier gouvernement de la Vème République sur le fondement de l'article 92 de la Constitution (CE Sect.,12 février 1960, Sté Eky).

Les ordonnances

Dès lors que les ordonnances prises sur le fondement de l'article 38 de la Constitution interviennent, par principe, dans le domaine de la loi, leurs dispositions s'imposent aux détenteurs du pouvoir réglementaire avant comme après leur ratification par le Parlement. La ratification n'a d'incidence que sur la nature du contrôle de légalité susceptible d'être exercé sur une ordonnance. Avant ratification, l'ordonnance, regardée comme un acte administratif, est soumise par le Conseil d'État au respect des normes constitutionnelles et internationales et des principes généraux du droit (CE 4 novembre 1996 Association de défense des sociétés de course des hippodromes de province) à moins que la loi d'habilitation ne permette de déroger à ceux-ci (CE 29 octobre 2004 Sueur). Après ratification, l'ordonnance acquiert valeur législative et elle ne peut plus être contestée, comme une loi, que par la voie de l'exception d'« inconventionalité », c'est-à-dire de contrariété à une norme internationale.

Les normes réglementaires

II existe une hiérarchie au sein des normes réglementaires. Ainsi, les décrets s'imposent aux autres actes réglementaires émanant des autorités de l'État comme des autorités décentralisées. (voir également fiche 1.3.4. différentes catégories de décrets).

Les actes individuels doivent, de façon générale, respecter les actes réglementaires en vigueur dans le domaine où ils interviennent, même si l'acte réglementaire émane d'une autorité subordonnée, dès lors que celle-ci est intervenue dans son champ de compétence.

La jurisprudence

Les principes ou règles issues de la jurisprudence, au premier rang desquels figurent les principes généraux du droit, doivent être respectés par les actes réglementaires.

Annexe N°4

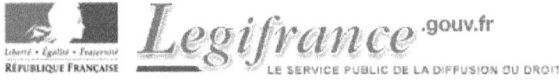

Guide de Légistique

I. CONCEPTION DES TEXTES

1.3 Hiérarchie des normes

1.3.6 Arrêtés

Version du 20 octobre 2007

Les décisions des ministres, qu'elles soient individuelles ou réglementaires, prennent la forme d'arrêtés, qu'ils signent eux-mêmes ou qui sont signés par des fonctionnaires ou agents ayant reçu délégation à cet effet (voir fiche 3.9.3, délégations de signature).

1. En ce qui concerne les décisions individuelles, il appartient aux ministres, dans la mesure où un texte leur délègue cette compétence, de procéder aux nominations dans les services placés sous leur autorité, à l'exception des nominations aux emplois de direction pourvues par décret en conseil des ministres (directeurs généraux et directeurs d'administration centrale ou fonctions équivalentes). Les nominations aux emplois de directeur adjoint, chef de service et sous-directeur sont soumises à une procédure particulière. Les ministres peuvent être également rendus compétents par un texte particulier pour procéder à des désignations ou nominations au sein d'organismes placés auprès d'eux ou sous leur tutelle ou sous leur contrôle.

2. Les ministres ne sont compétents pour prendre des mesures réglementaires qu'en vertu de textes, le plus souvent des décrets, leur ayant donné cette compétence explicitement et pour un objet clairement délimité. En effet, les ministres ne disposent pas, de manière générale, du pouvoir réglementaire dont le titulaire de droit commun est le Premier ministre.

La jurisprudence a reconnu aux ministres comme à tout chef de service le pouvoir de réglementer l'organisation et le fonctionnement des services placés sous leur autorité (CE Sect., 7 février 1936 Jamart). Mais ce pouvoir ne peut s'exercer que de manière résiduelle, sous la réserve qu'aucun texte n'ait donné compétence à une autre autorité pour la matière considérée.

Annexe N°5

Convention de sous-traitance de reconstitution de spécialités pour chimiothérapies anticancéreuses

Entre

Donneur d'ordre
- Nom et Adresse de l'établissement de santé
- Directeur
- Pharmacien responsable de la PUI

Exécutant :
- Nom et Adresse de l'établissement de santé
- Directeur
- Pharmacien responsable de la PUI

OBJET DE LA CONVENTION

- Délimiter les champs d'application de cette convention (alternative, permanente ou à durée limitée)
- Définir les rôles de l'établissement prestataire et celui de l'établissement ou de la structure bénéficiaire.
- Définir les conditions de prescription, préparation, transport, réception et contrôle de la qualité des préparations de chimiothérapies anticancéreuses reçues ainsi que les échanges d'information entre donneur d'ordre et exécutant
- Estimer le volume annuel de préparations de chimiothérapie à effectuer (nombre de préparations, nombre de patients)

ORGANISATION GENERALE

- Liste des services de soins concernés par la sous-traitance
- Organigramme des responsabilités (administratives, pharmaceutiques, structure donneur d'ordre)
- (à annexer)
- Description schématique du circuit des préparations de chimiothérapie : prescription, analyse pharmaceutique, transfert vers l'exécutant des prescriptions à réaliser, préparation, transport, réception et contrôle qualité des préparations reçues, dispensation et administration (à annexer)
- La gestion des retours et des déchets étant par ailleurs détaillée au paragraphe 5.7
- Estimation du volume annuel de préparations de chimiothérapie à effectuer : en nombre de préparations, de prescriptions et de patients (à annexer : le thésaurus des préparations et des protocoles en vigueur dans l'établissement du donneur d'ordre qui devra être communiqué à l'exécutant)
- Planning des horaires de livraison pour la semaine, le week-end et les jours fériés y sont joints.

ASSURANCE QUALITE

- Un système qualité rigoureux répondant aux exigences réglementaires doit être opérationnel.
- Le sous traitant s'engage à répondre aux exigences du donneur d'ordre et vice versa. Le sous traitant s'engage à fournir au donneur d'ordre une copie de son manuel qualité, l'accès à l'ensemble du système documentaire.
- Le donneur d'ordre doit auditer son sous traitant avant la rédaction de la convention, puis dès la mise en place de la prestation et par la suite à intervalles réguliers. L'audit peut être partiel ou général. En effet le pharmacien doit veiller à ce que son prestataire dispose d'un système d'assurance qualité permettant de lui garantir le respect des bonnes pratiques de préparations.
- La liste des procédures devra être disponible auprès du sous traitant.

RESPONSABILITES

⥣ Description des responsabilités administratives et pharmaceutiques respectives de chacune des parties.

DESCRIPTION DETAILLEE DES PRESTATIONS EFFECTUEES PAR CHAQUE PARTIE

La sous-traitance d'une préparation ne peut s'envisager que pour la totalité des opérations de préparation, y compris le conditionnement primaire.

Toute réalisation ou délivrance par un pharmacien d'une préparation magistrale fait immédiatement l'objet d'une transcription sur un livre registre ou d'un enregistrement par tout moyen approprié, dans les conditions définies à l'article L.5125-45 du CSP. En particulier, l'identification de la personne ou du nom de la pharmacie sous traitante ayant réalisé la préparation doit être retrouvée.

Prescription de la chimiothérapie

⥣ Modèle d'ordonnance (à annexer)
⥣ Description du "circuit" de l'ordonnance précisant les destinataires (pharmacien, IDE….)
⥣ "Feu vert" du médecin, c'est à dire la confirmation du médecin que l'état de santé du patient permet l'administration de la préparation
⥣ Informatisation de l'ordonnance et, le cas échéant, procédure précisant les voies de recours en cas d'incompatibilité d'interface informatique

Analyse pharmaceutique

⥣ Analyse pharmaceutique de la prescription d'un point de vue réglementaire et pharmacothérapeutique (en tenant compte du

thésaurus des protocoles en vigueur dans l'établissement), réalisée
par le donneur d'ordre

Transfert des prescriptions vers l'exécutant

- Transmission de la prescription par un support écrit. Cette
  transmission valide la précédente analyse.
- Transfert des prescriptions du donneur d'ordre à l'exécutant via un
  courrier, la télécopie ou l'électronique
- Procédure précisant les voies de recours pour le transfert en cas de
  défaillance du système mis en place

Préparation des chimiothérapies anticancéreuses

- PUI équipée pour la préparation centralisée de chimiothérapies
  anticancéreuses et suffisamment dimensionnée pour sa propre
  activité et la prise en charge d'une activité de sous-traitance
- Préparation centralisée : hotte ou isolateur
- Contrôle qualité des prescriptions avant préparation
- Fiche de fabrication permettant la traçabilité intégrale de la
  préparation et des contrôles qualité
- Etiquetage des préparations conforme aux indications réglementaires
  (nom, dosage du médicament, numéro de lot..), à l'exception du
  numéro de lot défini et apposé par la pharmacie dispensatrice.
- Les durées de péremption doivent être fixées en fonction des
  conditions de stockage et de stabilité
- Modalités de conservation et de stockage des préparations avant
  transport
- Personnel formé et qualifié
- Existence de procédures que l'exécutant a communiquées au
  donneur d'ordre (cf. ci-après une liste non exhaustive de procédures)
- Procédure définissant les modalités de fourniture des dispositifs
  médicaux utilisés

Transport

- Définir qui prend en charge le transport : le donneur d'ordre ou l'exécutant
- Définir les horaires de livraison et de retour des préparations de chimiothérapies anticancéreuses
- Modalités de prise en charge en cas d'urgence en dehors des heures fixées
- Formation du personnel en charge du transport concernant les contraintes liées à la nature du produit transporté.
- Importance du respect des horaires et de l'emballage adéquat suffisamment solide pour exclure toute altération du contenu et permettre en toute sécurité les manipulations nécessaires liées au transport.
- Lorsqu'elles sont requises, les conditions particulières de conservation (sensibilité à la chaleur ou au froid, durée) sont à respecter.
- Le transport des préparations terminées se fait dans des conteneurs ou des paquets clos, de préférence fermés à clefs ou disposant d'un système de fermeture assurant la sécurité et comportant les noms et adresses de l'expéditeur et du destinataire.
- Présence d'un kit d'urgence et d'une procédure connue de la personne chargée du transport
- Procédure précisant les modalités de ré-acheminement des préparations en cas d'accident

Réception et contrôle qualité des préparations par le donneur d'ordre

- Procédure précisant les modalités de réception des préparations : personne concernée, vérification des préparations
- Modalités à envisager en cas de préparations jugées défectueuses
- Procédure précisant les conditions de conservation et de stockage par le donneur d'ordre, notamment la durée de stabilité et de la température, y compris le respect de la chaine du froid
- Présence d'un kit d'urgence et d'une procédure connue de la personne chargée de la réception et du contrôle qualité des préparations reçues

Traçabilité, péremption

- Le sous traitant s'engage à fournir toutes les données concernant le circuit des préparations de chimiothérapies anticancéreuses au sein de sa structure sur simple demande
- Procédures détaillant les conditions de retour pour les préparations qui n'auraient pas pu être administrées et les conditions d'élimination des déchets (fiche de liaison) pouvant faire l'objet d'un accord entre les deux parties
- Durée de conservation des dossiers de traçabilité (3 ans minimum)

Gestion des déchets

- Précisions sur la gestion des fins de traitements par le donneur d'ordre : élimination par ses soins ou confiée au sous-traitant.pa

FACTURATION

- Description des modalités pécuniaires de prise en charge des préparations et des délais de paiement du donneur d'ordre
- Description des modalités pécuniaires de prise en charge de la gestion des déchets
- Description des modalités pécuniaires de prise en charge du transport

DELAIS DE LA CONVENTION ET RENOUVELLEMENT EVENTUEL

- Durée de la convention (5 ans maximum) et renouvellement éventuel par une nouvelle convention
- Modification éventuelle de la convention en cours, en accord avec les 2 parties si nécessaires

↓ Modalités de rupture de la convention et causes effectives (non respect des clauses de la convention…)

Fait à   , le

Directeur de l'établissement donneur d'ordre Directeur de l'établissement exécutant
M   M
Pharmacien de l'établissement donneur d'ordre Pharmacien   de l'établissement exécutant
M   M

Annexe N°6

Dossier type d'autorisation à un établissement de mise en place d'une activité de traitement contre le cancer par chimiothérapie

Comité Régional de l'Organisation Sanitaire

Séance du 16 Novembre 2009

I - PRESENTATION DU PROJET ET MOTIVATIONS DU PROMOTEUR

- **Auteur de la demande** :
- Etablissement : ☐ oui ☐ non
- GCS ☐ oui ☐ non
- Autres : ☐ oui ☐ non précisez : ....

Adresse du lieu d'exercice de l'activité de soins :
Rue :
Ville :
N° FINESS de l'établissement :

- **Objet de la demande** :
Demande d'autorisation relative à l'activité de soins de traitement du cancer selon les pratiques thérapeutiques suivantes :
☐ Chirurgie des cancers
☐ Radiothérapie externe
☐ Curiethérapie
☐ Utilisation thérapeutique de radioéléments en sources non scellées
☐ Chimiothérapie ou autres traitements médicaux spécifiques du cancer
Nom du rapporteur :

Autres modalités thérapeutiques de cancérologie demandées :
☐ Chirurgie des cancers   Rapporteur :
....
☐ Radiothérapie externe   Rapporteur :
....

225

☐ Curiethérapie   Rapporteur :
....
☐ Utilisation thérapeutique de radioéléments en sources non scellées   Rapporteur :
....
☐ Chimiothérapie ou autres traitements médicaux spécifiques du cancer   Rapporteur :
....

	Réponse du promoteur	Analyse du rapporteur
Objectifs généraux du SROS : ☐ oui ☐ non		
Autres motivations :		

**II - DESCRIPTION DES CONDITIONS TECHNIQUES DU PROJET :
CONFORMITE AUX CONDITIONS D'IMPLANTATION ET CONDITIONS
TECHNIQUES DE FONCTIONNEMENT <u>COMMUNES</u> A TOUTES LES PRATIQUES
THERAPEUTIQUES DU TRAITEMENT DU CANCER :**

> ➤ **La coordination des soins (art. R. 6123-88-1° du CSP) :**

	Réponse du promoteur	Analyse du rapporteur
<u>Appartenance au réseau régional de cancérologie Oncauvergne</u> : ☐ oui ☐ non		
<u>Date d'adhésion ou de lettre d'engagement</u> :...../..../....		

Membre d'un centre de coordination des soins en cancérologie (3 C) ☐ oui ☐non Si oui, lequel :…………		

> **La continuité de la prise en charge (art. D. 6124-132) :**

	Réponse du promoteur	Analyse du rapporteur
Modalités d'organisation de la continuité de la prise en charge: La continuité de la prise en charge est assurée : ☐ oui ☐non exclusivement en interne : ☐ oui ☐ non conjointement avec d'autres partenaires : ☐ oui ☐non Si OUI, préciser : - établissement : ………………………………………… conventions transmises : ☐ oui ☐non - coopérations spécifiques (GCS, établissements associés, HAD,…) ☐ oui ☐non		
Modalités de traitement des complications et des situations d'urgence : Le traitement des complications et des situations d'urgence est assuré : ☐ oui ☐non		

227

L'accès à un service de réanimation est assuré : ☐ oui ☐ non Si par convention, avec quel établissement ? :		
L'accès à un service de soins intensifs est assuré : ☐ oui ☐ non Si par convention, avec quel établissement ? :		
L'accès à une surveillance continue du patient est assuré : ☐ oui ☐ non Si par convention, avec quel établissement ? :		

> ➤ **L'Annonce du diagnostic et d'une proposition thérapeutique fondée sur une concertation pluridisciplinaire (art. R. 6123-88-2°) :**

	Réponse du promoteur	Analyse du rapporteur
Modalités d'organisation (interne) du dispositif d'annonce : Préciser : ………………………………………………….. Cette organisation est conforme aux recommandations de l'INCA : ☐ oui ☐ non		
Un plan personnalisé de soins est remis au patient : ☐ oui ☐ non Si oui, contenu du plan :		

Modalités d'organisation des réunions de concertation pluridisciplinaire (art. D. 6124-131) :

Pour chacune des RCP :

Spécialité concernée	Date de validation de la RCP par Oncauvergne	Fréquence des réunions	Nbre de dossiers présentés en 2008	% des dossiers présentés
Pathologies mammaires				
Pathologies digestives				
Pathologies urologiques				
Pathologies thoraciques				
Pathologies gynécologiques				
Pathologies obstétricales				
Tumeurs germinales				
Sarcomes				
Pathologies pédiatriques				
Pathologies O.R.L., maxillo-faciales				
Autres :				

Commentaires éventuels :

	Réponse du promoteur	Analyse du rapporteur
Le dossier patient contient systématiquement une fiche de décisions de la RCP ☐ oui ☐ non		
➢ **La diffusion et le respect des référentiels de bonne pratique clinique sont assurés (art. R. 6123-88-2°)** ☐ oui ☐ non Si oui, comment : .... par qui :		

➤ **L'Accès aux soins et aux soutiens nécessaires aux personnes malades (art. R. 6123-88-2°) :**		
La prise en charge de la douleur est assurée : ☐ oui ☐non Si oui, modalités :		
Le soutien psychologique est assuré : ☐ oui ☐ non Si oui, modalités :		
L'accès aux services sociaux est assuré : ☐ oui ☐non Si oui, modalités :		
L'accès aux soins palliatifs est assuré : ☐ oui ☐non Si oui, modalités :		
Autres :		

	Réponse du promoteur	Analyse du rapporteur
• **L'accès aux traitements innovants et aux essais cliniques est assuré (art. R. 6123-88-4°) :** ☐ oui ☐non		
Si oui, nombre de patients inscrits dans un essai clinique (année 2008) :		
Si oui, expliquez l'organisation :		

III - FICHES SPECIFIQUES PAR PRATIQUES THERAPEUTIQUES

FICHE TECHNIQUE **A** POUR LE TRAITEMENT DU CANCER PAR CHIRURGIE

FICHE TECHNIQUE **B** POUR LE TRAITEMENT DU CANCER PAR RADIOTHERAPIE EXTERNE ET / OU PAR CURIETHERAPIE

FICHE TECHNIQUE C POUR LE TRAITEMENT DU CANCER PAR UTILISATION
THERAPEUTIQUE DE RADIOELEMENTS EN SOURCES NON SCELLEES

FICHE TECHNIQUE D POUR LE TRAITEMENT DU CANCER PAR
CHIMIOTHERAPIE OU AUTRES TRAITEMENTS MEDICAUX

D- fiche technique D concernant le traitement du cancer par chimiothérapie ou autres traitements médicaux spécifiques du cancer

D-1 - Activité envisagée pour le site d'implantation : l'activité est présentée par site géographique

Site (à préciser) : ....

Autorisation de l'activité de médecine :

- en hospitalisation complète ☐ oui   Date   :
....

☐ non

- en hospitalisation à temps partiel ☐ oui   Date   :
....

☐ non

Coopérations spécifiques et établissements associés :

- Etablissements :   ....

Convention : ☐ oui ☐ non Date : ....Transmise :
☐ oui ☐ non

....

Convention : ☐ oui ☐ non Date : ....Transmise :
☐ oui ☐ non

....

Convention : ☐ oui ☐ non Date : ....Transmise :
☐ oui ☐ non

....

Convention : ☐ oui ☐ non Date : ....Transmise :
☐ oui ☐non

Autres traitements médicaux spécifiques du cancer (hors chimiothérapie) mentionnés par le promoteur : ☐ oui ☐non

Précisez   lesquelles :

....

....

D-1-1 - Activité soumise à seuils : concerne les patients d'âge égal ou supérieur à dix-huit ans.

Seuil pour l'activité de chimiothérapie : 80 patients dont au moins 50 en hospitalisation de jour (8o % du seuil : 64   patients   dont 40 en hospitalisation de jour)

		Activité				Moyenne des 3 dernières années	Activité sur 12 mois précédant la demande	Activité Prévisionnelle 2009	Activité Prévisionnelle 2010	Réponse du promoteur	Analyse du rapporteur *	Avis FAV/ DEF
		2005	2006	2007	2008							
Nbre total de **patients** pris en charge en chimiothérapie ou autres traitements médicaux du cancer	promoteur ARH											☐ FAV ☐ DEF
Dont nombre de **patients** pris en charge en ambulatoire	promoteur ARH	.										☐ FAV ☐ DEF

233

* en particulier, commentaires au regard des OQOS fixés par bilan arrêté le 10/11/2008 et au regard du respect des seuils fixés par l'arrêté ministériel du 29 mars 2007

Pour toute activité moyenne sur 3 ans inférieure aux seuils, analyse des arguments avancés par le promoteur permettant d'envisager l'atteinte des seuils prévus réglementairement (décret n° 2007-388 du 21/03/2007)

D-1-2 – Le cas échéant, activité non soumise à seuils concernant les patients de moins de 18 ans :

Le cas échéant, activité en nombre de patients :

		Activité				Moyenne des 3 dernières années	Activité sur 12 mois précédant la demande	Activité Prévisionnelle 2009	Activité Prévisionnelle 2010	Réponse du promoteur	Analyse du rapporteur *	Avis FAV/ DEF
		2005	2006	2007	2008							
Nbre total de **patients** pris en charge en chimiothérapie ou autres traitements médicaux du cancer	promoteur ARH											☐ FAV ☐ DEF
Dont nombre de **patients**	Promot											☐ FAV

234

pris en charge en ambulato ire	eur ARH										☐ DE F

* en particulier, commentaires au regard des OQOS fixés par bilan arrêté le 10/11/2008

L'engagement écrit du promoteur pour atteindre les seuils prévus dans les temps réglementaires est fourni : ☐ oui   ☐ non

D-2 - Préparation des cytostatiques et anticancéreux :

	Avis du pharmacien inspecteur en date du	Réponse du promoteur	Analyse du rapporteur	Critère atteint
existence d'une unité centralisée ? ☐ oui ☐non				☐ oui ☐ non ☐ partiel
les locaux et le matériel sont-ils conformes ? ☐ oui ☐non				☐ oui ☐ non ☐ partiel
La préparation des anticancéreux est-elle réalisée sous la responsabilité d'un pharmacien ? ☐ oui ☐non				☐ oui ☐ non ☐ partiel
Les procédures d'urgence sont-elles décrites ? ☐ oui ☐non				☐ oui ☐ non ☐ partiel

	Réponse du promoteur	Analyse du rapporteur	Critère atteint
L'organisation pour la continuité pharmaceutique est-elle assurée ? ☐ oui ☐non			☐ oui ☐ non ☐ partiel
Le circuit du médicament est-il informatisé ? ☐ oui ☐non			☐ oui ☐ non ☐ partiel

	Réponse du promoteur	Analyse du rapporteur	Critère atteint
Partenariats envisagés : ☐ oui ☐non - avec d'éventuels sites associés – nom des structures concernées : - avec d'autres sites sollicitant l'autorisation de traitement du cancer – préciser lesquels :			☐ oui ☐ non ☐ partiel
Le programme de gestion des risques spécifique au domaine de la chimiothérapie est-il fourni ? ☐ oui ☐non			☐ oui ☐ non ☐ partiel
Remarques particulières du dernier rapport d'inspection de la pharmacie:			☐ oui ☐ non ☐ partiel

D-3 – Locaux :

	Réponse du promoteur	Analyse du rapporteur	Critère atteint
- en hospitalisation complète : Capacité installée :			☐ oui ☐ non ☐ partiel
- en hospitalisation à temps partiel : Capacité installée :			☐ oui ☐ non ☐ partiel
Commentaires éventuels :			☐ oui ☐ non ☐ partiel

D-4 – Organisation de la prise en charge ambulatoire (article D. 6124-305 du Code de la Sante Publique) :

Les points suivants sont précisés :

	Réponse du promoteur	Analyse du rapporteur	Critère atteint
Locaux individualisés			☐ oui ☐ non ☐ partiel
Personnel de la structure (médical et paramédical en ETP)			☐ oui ☐ non ☐ partiel
Présence d'un médecin qualifié[1]			☐ oui ☐ non ☐ partiel
Présence d'une infirmière[1]			☐ oui ☐ non ☐ partiel
Organisation de la permanence des soins			☐ oui ☐ non ☐ partiel

D-5 - Personnel :

Personnel médical:

Spécialités	Nom des médecins	Statut (établ. ex DG)	Qualifications	Diplômes présents au dossier	ETP	Réponse du promoteur	Analyse du rapporteur *	Critère atteint
Médecins oncologues				☐ oui ☐ non				☐ oui ☐ non ☐ partiel
				☐ oui				☐ oui

237

				☐ non ☐ partiel				☐ non ☐ partiel
				☐ oui ☐ non ☐ partiel				☐ oui ☐ non ☐ partiel
				☐ oui ☐ non ☐ partiel				☐ oui ☐ non ☐ partiel
				☐ oui ☐ non ☐ partiel				☐ oui ☐ non ☐ partiel
Spécialistes d'organe				☐ oui ☐ non ☐ partiel				☐ oui ☐ non ☐ partiel
				☐ oui ☐ non ☐ partiel				☐ oui ☐ non ☐ partiel
				☐ oui ☐ non ☐ partiel				☐ oui ☐ non ☐ partiel
				☐ oui ☐ non ☐ partiel				☐ oui ☐ non ☐ partiel
				☐ oui ☐ non ☐ partiel				☐ oui ☐ non ☐ partiel
				☐ oui ☐ non ☐ partiel				☐ oui ☐ non ☐ partiel

* Commentaires : ....

Pharmaciens:

Nom des pharmaciens	Statut (établ. ex DG)	Qualifications	Diplômes présents au dossier	ETP	Réponse du promoteur	Analyse du rapporteur	Critère atteint
			☐ oui ☐ non				☐ oui ☐ non ☐ partiel
			☐ oui ☐ non				☐ oui ☐ non ☐ partiel
			☐ oui ☐ non				☐ oui ☐ non ☐ partiel

Personnel paramédical :

Qualité	Nombre	ETP	Réponse du promoteur	Analyse du rapporteur	Critère atteint
					☐ oui ☐ non ☐ partiel
					☐ oui ☐ non ☐ partiel
					☐ oui ☐ non ☐ partiel

239

D-6- Conformité aux dispositions particulières suivantes :

Dispositions réglementaires	Réponse du promoteur	Analyse du rapporteur	Critère atteint
« **Art. D. 6124-134.** − Le titulaire de l'autorisation mentionnant, en application de l'article R. 6123-87, la pratique de la chimiothérapie dispose d'une équipe médicale comprenant :			☐ oui ☐ non ☐ partiel
1°) Au moins un médecin qualifié spécialiste en oncologie médicale ou en oncologie radiothérapique, ou titulaire du diplôme d'études spécialisées en oncologie. 2°) Ou au moins un médecin qualifié compétent en cancérologie, ou titulaire du diplôme d'études spécialisées complémentaires en cancérologie ; ces médecins ne pratiquent la chimiothérapie que dans la spécialité dans laquelle ils sont inscrits au tableau de l'ordre.			☐ oui ☐ non ☐ partiel
La décision de mise en œuvre d'un traitement par chimiothérapie est prise au cours d'un entretien singulier par un médecin prescripteur, exerçant selon les titres ou qualifications mentionnés aux deux alinéas précédents.			☐ oui ☐ non ☐ partiel
Lorsque le traitement concerne une hémopathie maligne, cette décision est prise dans les mêmes conditions par un médecin titulaire du diplôme d'études spécialisées en hématologie, ou titulaire du diplôme d'études spécialisées en onco-hématologie, ou par un médecin qualifié spécialiste en hématologie, ou qualifié compétent en maladies du sang ».			☐ oui ☐ non ☐ partiel
« **Art. D. 6123-92.** − Lorsque le demandeur d'une autorisation comportant la mention prévue au 2°, au 3° ou au 4° de l'article R. 6123-87 n'est pas un établissement de santé, cette autorisation ne peut être délivrée ou renouvelée que si les installations dont il dispose pour exercer son activité sont situées dans l'enceinte ou dans des bâtiments voisins d'un établissement de santé détenant l'autorisation prévue à l'article R. 6123-87. Elle est subordonnée à la conclusion d'un accord écrit organisant leur coopération en cancérologie pour la prise en charge des patients qu'ils reçoivent, au titre de chaque modalité d'exercice pour lesquelles ils sont			☐ oui ☐ non ☐ partiel

autorisés			
Toutefois, à titre dérogatoire, les dispositions de l'alinéa précédent ne sont pas applicables aux demandes présentées au titre du 4° de l'article R. 6123-87 par les structures d'hospitalisation à domicile mentionnées au 3° de l'article R. 6121-4 »			☐ oui ☐ non ☐ partiel

Critères d'agrément de l'INCA	Réponse du promoteur	Analyse du rapporteur	Critère atteint
1) L'établissement dispose à plein temps d'au moins un des médecins répondant aux qualifications requises par l'article D.6124-134 du CSP.			☐ oui ☐ non ☐ partiel
2) Au moins un médecin, ayant les titres ou qualifications mentionnés à l'article D. 6124-134 du CSP et intervenant dans son domaine de compétence, participe, soit physiquement, soit par visioconférence, à la RCP au cours de laquelle le dossier d'un patient susceptible de recevoir une chimiothérapie est présenté.			☐ oui ☐ non ☐ partiel
3) Le dossier de tout patient devant être traité par chimiothérapie contient notamment le compte rendu de la RCP, qui indique la proposition de traitement et ses modalités d'application, en particulier le niveau d'environnement de sécurité requis.			☐ oui ☐ non ☐ partiel
4) Le programme personnalisé de soins (PPS) présenté au patient comporte au moins les informations suivantes:			☐ oui ☐ non ☐ partiel
- le calendrier prévisionnel des séances et des examens,			☐ oui ☐ non ☐ partiel
- les lieux de prise en charge,			☐ oui ☐ non

241

			☐ partiel
- les modalités d'application et d'administration,			☐ oui ☐ non ☐ partiel
- les modalités de surveillance,			☐ oui ☐ non ☐ partiel
- les modalités de prise en charge des effets secondaires,			☐ oui ☐ non ☐ partiel
- les coordonnées de l'établissement et de la personne à joindre en cas de besoin.			☐ oui ☐ non ☐ partiel
5) L'accès, sur place ou par convention, à la mise en place des dispositifs intraveineux de longue durée (DIVLD) est organisé.			☐ oui ☐ non ☐ partiel
6) Le plan de formation de l'établissement comporte des formations spécifiques à la prise en charge des patients traités par chimiothérapie pour le personnel soignant concerné.			☐ oui ☐ non ☐ partiel
7) Une démarche qualité, comportant notamment des réunions pluriprofessionnelles régulières de morbi-mortalité sur les événements sentinelles, est mise en place.			☐ oui ☐ non ☐ partiel
8) Une auto-évaluation des pratiques en chimiothérapie est réalisée annuellement dans l'établissement, au moyen d'indicateurs définis par l'Institut national du cancer, et dans le cadre du suivi de la qualité de la pratique prévu à l'article R. 6123-95 du code de la santé publique.			☐ oui ☐ non ☐ partiel
9) Les dossiers des patients atteints de sarcomes des os et des parties molles sont discutés dans une RCP régionale ou			☐ oui ☐ non

interrégionale spécifique, à laquelle participe au moins un médecin qualifié spécialiste en oncologie médicale.			☐ partiel
10) La décision de mise en œuvre d'un traitement de chimiothérapie pour une tumeur germinale est prise à l'issue de la RCP par un médecin qualifié spécialiste en oncologie médicale.			☐ oui ☐ non ☐ partiel
11) Dans l'attente de la mise en place d'une unité centralisée, la préparation des anticancéreux est réalisée sous la responsabilité d'un pharmacien, dans des locaux dédiés, sous isolateur ou sous une hotte à flux d'air laminaire vertical avec évacuation vers l'extérieur.			☐ oui ☐ non ☐ partiel
12) Une procédure permettant de réaliser une chimiothérapie en urgence est formalisée par écrit.			☐ oui ☐ non ☐ partiel
13) La pharmacie dispose de la liste des protocoles de chimiothérapie couramment administrés dans l'établissement. La préparation, la dispensation et le transport de la chimiothérapie sont tracés à la pharmacie.			☐ oui ☐ non ☐ partiel
14) Les modalités d'application et d'administration des médicaments anticancéreux sont formalisées et indiquent notamment : le nom des produits en DCI, les doses, la durée et la chronologie d'administration et les solvants. Les consignes de surveillance, précisées par type de surveillance et par chronologie, et la conduite à tenir en cas de complications sont également formalisées			☐ oui ☐ non ☐ partiel
15) La prescription, informatisée ou établie sur une ordonnance pré-imprimée, l'administration et les observations sur la tolérance immédiate de la chimiothérapie sont tracées dans le dossier patient.			☐ oui ☐ non ☐ partiel

243

D-7- Avis du rapporteur sur la fiche technique D concernant le traitement du cancer par chimiothérapie ou autres traitements médicaux spécifiques du cancer

- Compatibilité par rapport au Volet « Cancer » du SROS III : ☐ oui ☐ non

Rappel des objectifs généraux du Volet « Cancer » du SROS III : déclinaison de la territorialisation et de la gradation des soins, garantie de la sécurité et de la qualité des soins, renforcement et harmonisation de l'offre de soins, intégration des usagers dans la prise en charge

Commentaires : ………………………………..

- Compatibilité avec les OQOS du territoire : ☐ oui ☐ non

Commentaires : ………………………………..

- Compatibilité avec les orientations stratégiques du CPOM : ☐ oui ☐ non

Préciser si le projet est compatible avec les orientations stratégiques du CPOM en matière de cancérologie

Commentaires : ………………………………..

- Compatibilité par rapport aux conditions générales d'autorisation : ☐ oui ☐ non

Préciser si les éléments incontournables à l'autorisation sont respectés par l'établissement en matière de coordination en cancérologie, d'organisation de la prise en charge et de continuité des soins).

Commentaires : ……………………………..

- Compatibilité par rapport aux conditions spécifiques d'autorisation pour la Chimiothérapie : ☐ oui ☐ non

Préciser si les éléments incontournables à l'autorisation sont respectés par l'établissement. Préciser également si l'établissement s'est engagé à respecter les critères à mettre en œuvre à l'issue des 18 mois après l'autorisation)

Commentaires : ……………………………..

Avis du rapporteur :

- Chimiothérapie :☐ FAV ☐ DEF

Commentaires : ……………………………..

- Autres traitements médicaux spécifiques du cancer : ☐ FAV ☐ DEF

Commentaires : …………………………………..

Classification norme ISO 14 644-1

La **norme NF EN 14 644-1** est la nouvelle norme internationale ISO de référence qui permet de classifier les **zones à empoussièrement contrôlé** en fonction du nombre de particules présentes dans l'air.
Elle définit le nombre maximal de particules admises par taille et par classe de particule.
Dans cette nouvelle norme, la célèbre classe 100 (selon norme US FS 209 D) est équivalente à la classe ISO 5.

Classe	maximales admissibles (particules / m³ d'air) en particules de taille égale ou supérieur à celle donnée ci-dessous					
ISO (N)	0,1 µm	0,2 µm	0,3µm	0,5µm	1µm	5µm
ISO 1	10	2	-	-	-	-
ISO 2	100	24	10	4	-	-
ISO 3	1 000	237	102	35	8	-
ISO 4	10 000	2 370	1 020	352	83	-
ISO 5	100 000	23 700	10 200	3 520	832	29
ISO 6	1 000 000	237 000	102 000	35 200	8 320	293
ISO 7	-	-	-	352 000	83 200	2 930
ISO 8	-	-	-	3 520 000	832 000	29 300
ISO 9	-	-	-	35 200 000	8 320 000	293 000

Table des matières

253

255

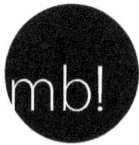

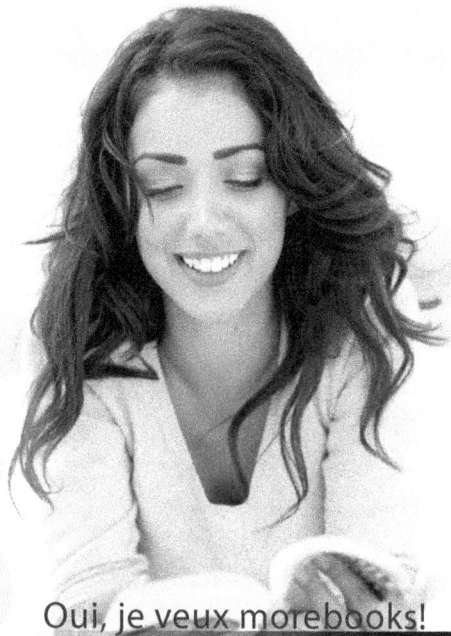

www.ingramcontent.com/pod-product-compliance
Lightning Source LLC
Chambersburg PA
CBHW021034210326
41598CB00016B/1017